小郎中跟师笔记⑤

XIAOLANGZHONG
GENSHI BIJI

——针灸理法方穴术

编著 张 仁 王海丽 徐 红

编者（以姓氏笔画为序）

王海丽 刘 坚 张 仁

张 进 皋凌子 徐 红

科学出版社

北京

内 容 简 介

本书作为《小郎中跟师笔记》系列丛书之五，主要收录了几位中青年针灸医师在长达数年至十多年跟师的过程中写下的临诊实录和心得体会。她（他）们分别跟随的是两位国内知名的针灸学者，一位著作等身、以针灸治疗眼病见长，一位名扬北美，是林氏头皮针的开创者，二位专家学识经验俱丰。全书以针灸的理法方穴术为主线，或讲经典，或讨论授课，或临证解疑，从而深入浅出地讲解了针灸治病，尤其是针灸治疗眼部疾病的注意事项、针灸治疗疑难病症的要点和难点。本书适宜于广大针灸工作者、中医及中西医结合工作者、中医针灸爱好者阅读参考。

图书在版编目（CIP）数据

小郎中跟师笔记.5,针灸理法方穴术/张仁，王海丽，徐红编著.
—北京：科学出版社，2017.4

ISBN 978-7-03-052541-3

Ⅰ.①小… Ⅱ.①张… ②王… ③徐… Ⅲ.①中医临床-经验-中国–现代 ②针灸疗法–中医临床—经验—中国—现代 Ⅳ.①R249.7 ②R246

中国版本图书馆 CIP 数据核字(2017)第 079638 号

责任编辑：王灵芳 / 责任校对：张小霞
责任印制：徐晓晨 / 封面设计：bp 柏平工作室

科 学 出 版 社 出版
北京东黄城根北街 16 号
邮政编码：100717
http://www.sciencep.com

北京盛通商印快线网络科技有限公司 印刷
科学出版社发行 各地新华书店经销
*

2017 年 4 月第 一 版 开本：720×1000 1/16
2021 年 3 月第四次印刷 印张：10
字数：194 000
定价：**29.80 元**
（如有印装质量问题，我社负责调换）

前　言

　　我从事针灸医学屈指一算 40 多个年头了。这些年中，我跟过不少老师，如国医大师陕西中医药大学的郭诚杰教授、军中眼科专家李聘卿主任、上海针灸名医方幼安教授和黄羡明教授等。其中，有的受其亲炙达数年之久，有的则只是短促的一月甚至只有数次面授，但对于我来说，跟师学习往往不只是极大地丰富我的针灸学识、提升我的实践能力，而使我一生受用不尽，更是影响了我的思想品格甚至人生道路。所以，我是一直怀着深深的感恩之心的。

　　近 20 多年来，我也带教过不少学生：有的是上级分配的，有的是毛遂自荐的。有的跟师长达 10 余年，已成亦师亦友了；有的则因心有灵犀一点通，虽只几次观摩，已经了然于心，迅速嫁接于其临床。而值得我欣慰的是，其中极大部分都表现出对传统针灸医学的执着与不懈的探求。在这本书里，我想着重推出的是 3 位主要作者。其中两位长期跟随我，不仅是学生，而且是针灸之路上的合作探索者。另一位也是我的学生，但学之不久，在我的建议下，她又师从知名的头皮针专家林学俭教授，通过潜心学习，现在也成为上海滩上小有名气的头皮针专家。

　　1997 年深秋的一天，我从荷兰讲学回国后不久，市卫生局中医处的李科长突然来访。她说，为了发展上海市的中医药事业，缓解后继乏人的困境，准备举办一期以优秀青年中医为主的希望之星传承班，为期 3 年，每人拜师两位，一位是本市的，一位是兄弟省市的。人数不多，都是通过反复考核和严格选拔而来的。人员涵盖中医药各科，她希望我能承担针灸科一名学员的导师。我因为回国不久加上又刚刚走马上任上海市中医文献馆馆长，头绪众多、诸事纷繁，很有点焦头烂额，便当即婉言谢绝。但李科长却不是"省油的灯"，来个不依不饶，动之以情，晓之以义，大有不达目的不罢休的样子。我最后只得答应了。于是，一个秋雨飘洒的下午，我在第四人民医院的办公室接受了我的学生——刘坚的一束怒放的鲜花，开始了至今已长达近 20 年的合作。

　　听名字，很男性化，实际上，刘坚是一位内向温柔的女主治医师，1987 年毕业于上海中医药大学。她工作很认真，对针灸充满着热情和执着。这个班的学制是 3 年，其中两年跟随我，每周两次，她没有缺过一天课。特别是，最后一年，按规定须到外地跟师，我介绍她到陕西，师从我的研究生导师郭诚杰教授。当时她的儿子尚年幼，而父母年事已高，为了事业，她义无反顾地来到咸阳，住在学生宿舍中，跟着郭老和他的团队忙碌。3 年中，她不仅写了大量跟师笔记，还发表了七篇论文，协助我完成了 4 部著作的出版，申请到一项以研究我的经验为主的上海市卫生局级课题。晋升为副主任医师，成为希望之星班的佼佼者。更为难得的是，她结业之后，又成了我的合作者，在自己的医院开设了专家门诊，每周继续到我处助诊，而且一助就是 17 个年头。这期间，她记录了大量病案和体会，并在《中医杂志》（包括英文版）、《中国针灸》等核心杂志，发表了多篇高质量的文章。

如果说，当时我和刘坚的结对是一种被动的选择，那么，我和另一位学生的结缘则带有一点戏剧性。大概是 2005 年，我的老友，复旦大学上海医学院中西医结合系的系主任吴根诚教授，请我给该系的博士研究生做个讲座，题目是针刺麻醉的历史与现状。那天听课的人不少，气氛也挺热烈。讲完之后，根诚坚持送我到楼下，临别时，他有些为难地说："又有件事要麻烦你了。"我一听这"又"字，便知道他要给我出什么难题了，因为不久前，他以系的名义曾聘我担任一位博士后的临床合作导师，我便笑着说："你又有什么花头经（沪语：难题之意）？"他指指身旁的一位女学生，"她想拜师学艺，跟跟你的临床。"这时我才注意到他后面有个满脸阳光的女学生一直跟我们下来。他接着说，"她叫徐红，是我的博士生，现在尽管搞的是针刺原理研究，本科和硕士学的都是针灸临床，还有多年的针灸实践。"最后，他有些风趣地说："你不收是不行的，她还是你半个新疆老乡呢。"原来，徐红的父母也是上海支疆青年。我有些犹豫地说："关键是她能不能抽出时间，现在是完成论文阶段。"徐红很干脆地笑着说："张老师放心，一周来半天肯定没问题。"一锤定音，就这样，我们在针灸之路上共同走过了十年的风风雨雨。

徐红和刘坚的风格不同，她在获得博士学位之后，进入了上海中医药大学附属龙华中医医院针灸科，不久就开设了以眼病针灸为主的专家门诊。她把从我这儿学到的治疗经验不断通过自己的临床进行验证，并且取得较好的效果，得到了患者的信任。而且，她还在医院派遣出国时将这些技术带到了泰国，在支援云南基层医院时，也传授了我的经验。特别是，2011 年，她争取到了一项以传承推广我的学术经验为主要任务的科研项目，我们还一起完成出版了一部由上海市科技专著基金资助的著作《眼病针灸》，一套记录我的操作技术的光盘，5 种难治性眼病的针灸治疗方案和 100 个医案，同时也留下了厚厚的跟师笔记。

王海丽，较之上两位年轻。她学的是中医文献专业，对口分配到上海市中医文献馆后，她深深感到中医文献研究一定要与临床实践相结合。所以提出希望跟我学习针灸，我欣然同意。在带教过程中，我发现她领悟力和动手力均颇强。恰好，这时我馆聘请著名的头皮针专家林学俭教授来应诊。林教授刚从国外回来，已经 80 多岁的高龄，研究头皮针有数十年，总结出被针灸界誉为"六大头皮针系统"之一的林氏头针。在国外也出过一本专著，遗憾的是，由于种种原因该书未能系统全面反映和总结出她的众多成果。而当时她身边也缺乏得力的继承人。于是我想到了小王，让她和另一位我带教过的吴九伟医师一起做林学俭教授的传承人。他俩十分高兴，觉得这是博采众长的难得机会。通过多年的学习，他俩不仅全面掌握了林教授的诊疗技术，而且不断有所创新，分别在用头皮针治疗小儿自闭症和难治性失眠症上取得了较大的成效。特别是她们在全面总结、提炼林教授的理论和经验的基础上完成了《林氏头皮针疗法》一书，由上海交通大学出版社出版发行。林教授已谢世多年，我相信如果地下有知，她也肯定为她的学术能得以继承和发扬而倍感欣慰。

本书的作者，还有张进及皋凌子等几位医师，相比之下，他们显得更年轻，跟随我的时间要短一些，体会可能会少些，但这并不妨碍他们跟师笔记中那些大量的独特的可供借鉴的内容。

他们都是针灸医学希望的一代。

我和这么多学生一起合作，应该说是一种缘分，而博大精深的针灸医学正是促使我们结缘的一根纽带。

Contents

目　录

小 郎 中 跟 师 笔 记

上　篇

下　篇

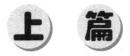

上 篇

笔记一　理法穴方术　主攻眼病

 首次跟师

就像苏州弹词有开篇一样，我觉得我第一次接触张老师就是我的开篇。

那是 2012 年的冬天，我突然接到副馆长王海丽的电话。王老师告诉我，由于单位另一位正在跟张仁老师助诊学习的同事生病请假，让我跟随张仁老师在我所在的上海市中医文献馆的名老中医门诊部临床学习。听到这个消息，我掩饰不住内心的兴奋与激动，不待王老师说完，立即询问何时可以跟师。王老师告诉我就从下个月初开始，并让我当天把一份资料给张老师送去。

放下电话，我激动的心情久久不能平静。早在我攻读硕士研究生的学生时代就已经听说，张老师在上海甚至在全国针灸界都有相当大的影响，尤其在眼病上更是独树一帜。工作后我才知道，张老师还长期担任过我们馆的馆长，所以我一直有跟张老师临诊学习的想法，没想到机会真的来了。在给张老师送资料的路上，由于比较高兴，步子也异常轻快，平时 25 分钟的路程，竟然只走了 15 分钟就到了。这是张仁老师的另一个门诊地点，偌大的诊室挤满了就诊的患者，或坐或站，张老师已被淹没在人海中，这让当时对张老师不甚熟悉又近视的我一时间辨认不出。经过询问引导，我终于来到张老师的面前，张老师刚好给一位患者做完针灸，我忙上前自我介绍并递上材料，来不及多说，下一位患者已经坐定，张老师要接着针灸了。这就是我与张老师的第一次见面。

送材料回来后，我就开始了漫长的等待。一个多月的时间说短也短，说长也长。好容易挨到了张老师的门诊时间，下午 1 点半我准时来到张老师诊室，没想到张老师已经提前半个小时来到门诊工作了。令我更为惊奇的是患者坐满一诊室，绝大多数眼球周围扎着针。和我概念当中，针灸的适宜病种主要是颈肩腰腿痛等痛症和中风后遗症等完全不同。

匆忙中来到张老师面前报道，张老师向我简单介绍了门诊情况，并说这里的患者以眼病，尤其是眼底病患者为主。由于门诊患者较多，加之我又是初次跟随张老师抄方，对针灸眼病情况并不熟悉，张老师让我多观察、多学习、多操作。

针法奇特

说话间，张老师已经准备给一位患者针灸治疗了。这位70岁出头，头发花白的患者，患的是眼底黄斑变性。张老师告诉我，年龄相关性黄斑变性是一种较严重的眼底疾病，是目前世界上老年人致盲的主要原因之一，而现代医学还缺乏理想的治本之法。但是在我面前的这位老人却是满面笑容，谈笑风生，性格十分开朗。她说，在张老师处针灸治疗每周2次，已经有18个年头了。我心里暗暗一惊，是什么原因使她能坚持这么久？她接着告诉我，她是一位老师，50岁出头就发现双眼视力不断下降，看东西变形，开始以为是老花眼，到眼镜店配了几副眼镜都不管用，最后，在一家三级医院眼科诊断为老年性黄斑变性（现在一般称之为年龄相关性黄斑变性），医师坦率地说明了此病的后果，同时告诉她目前尚无治疗此病的药物。当时，她的心情一下跌至谷底，眼睛问题不仅对她能不能继续从事教师这一职业是个威胁，而且对她后半生的生活质量也将带来严重影响。一人向隅，举家不安，她在农业银行工作的女儿，听到她们办公室主任因眼肌痉挛几乎不能工作竟被张老师用针灸治好的消息，立即告知了她的母亲，第二天我们就来到中医文献馆门诊部。从此开始了漫长的眼病治疗过程。患者告诉我，因为张医生人品好、医术高，所以她是风雨无阻，成了"铁杆粉丝"。她不仅如愿以偿地圆满结束了教师生涯，而且至今她的双眼情况不错：每天读3份报，还练习书法半天。最重要的是还带给了她好心情：空闲时参加老年合唱队等多种活动，日常生活过得既规律又有滋有味。她的情况引起我浓厚的兴趣，我很想知道张老师到底是怎么治疗的。

张老师首先用左手将患者的右耳垂轻轻往上一拉，右手以拇指示指持针，飞速将一枚细毫针在皱褶连线中点刺入，缓缓向外眼角方向进针，然后，只见他略捻动针柄，患者即呼："行了行了，我的眼角酸胀得厉害。"接着张老师又用右手提拉患者左侧耳垂，以左手持针同法进针操作。我不仅为张老师这一左右开弓的操作技术所折服，同时对他所取的穴位也疑惑不解：因为在我所接触的知识中，没有学到过这个穴位，张老师似乎看出了我的心思，解释说："这叫新明穴，严格地说应当叫新明1穴，是个治疗眼底病的主要经外穴。"因为在给患者治疗，所以，不便多问。在整个针刺过程中我发现，张老师的进针手法与我平时所接触的不同，张老师采用单手进针法，动作轻巧娴熟，速度极快，看似毫不费力，患者亦无任何不适之感。特别是眼区穴位，我从书本上学到的是要求先用押手将眼球推向一旁，再行针刺。张老师根本不用此法，和其他穴位一样也是单手进针，只是在进针时，针尖更接近皮肤。破皮后，我发现张老师缓缓刺入略作提插捻转运针后，总会微笑地询问一下患者的感觉。患者往往连呼："好，好，好酸胀！"轻巧一点，却能在患者无感觉中破皮，看似并无明显不同的针法却有如此强烈的针感，我不禁赞叹老师精妙的针法。张老师大概看出了我的心思。他说："进针不痛，是对每个针灸医师的基本要求，也是获得患者信任的第一步。"他拿起一根毫针，用右手示指、拇指捏住针柄，中指轻顶在离针尖2～3mm处，边说："你观察一下，我是怎么进针的？"只见他先以中指尖定位于穴点，然后示指拇指迅速一转，针尖立即进入穴区皮下。我问："您好像不是点刺进针的。"张老师说："对，我是用旋转法进针的，它比一般的点刺速度更快，只要不碰到痛点，可以达到无痛。不过，这个方法不熟练的话，不易刺准穴点，特别是眼区穴位，面积小，更讲究精准。要反复练。"我点了点头。他又说："不仅要练右手，还要练左手。这样才能得心应手。"

这天下午竟然有60多位患者前来就诊，这让我始料未及。由于张老师治疗眼病采取的是综合疗法，除了针刺外，还配合穴位注射、皮肤针和耳针，所以每个患者都要花费更多的时间，加之我初来乍到不甚熟练，整个下午只感觉自己像脚底抹油一样，在诊室里奔来奔去。紧张忙碌的初次跟师门诊终于结束了，甚少锻炼的我早已筋疲力尽，腰酸背痛腿抽筋。再看始终站着行针的张老师，竟然没有丝毫劳累之态，敬佩之情再次油然而生。

门诊结束，时针已经指向五时一刻了。这一下午我不仅大开眼界，同时心里有很多困惑想请教老师。可是我望着一刻不停忙碌了4个多小时且已60多岁的张老师，觉得不好意思开口。张老师却让我坐下，喝了口茶，仔细听了我的问题后，笑了笑，和蔼地为我讲述起来。

眼 病 为 主

他首先告诉我，目前他的门诊主要针对眼病治疗，也治疗其他一些难治性病症。他知道我对眼病不太熟悉，便简单地做了介绍。眼病可分为眼外病、眼底病和屈光系统疾病3类。眼病主要损害患者的视力，严重的可导致失明，近年来，由于视频终端的普及应用，人们使用眼睛的时间不断延长，近距离精细的用眼工作逐渐增多，大量难治性致盲眼病发病率不断上升。人类获取的90%以上的信息是通过眼睛传递的，在世界卫生组织的资料中把致盲性眼病列为继肿瘤、心血管疾病之后的第3位危害及影响人们生存质量的疾病。手术、激光和药物是眼科医师手中当前的三把刀，由于眼部特殊的生理解剖结构，这三把刀使用起来也常常是力不从心，有时甚至无能为力。因为眼部体积小、结构复杂、血管异常丰富，手术操作技术是高难度的，而多数难治性眼病又不是手术所能解决的。同时，眼内存在血-眼屏障结构，它使全身给药时药物在眼球内难以达到有效浓度，给药物治疗带来难题，从而使得眼科学面临极为严峻的挑战。现代西医学之短，恰恰是针灸学之长。针灸疗法与药物或手术疗法本质区别在于，针灸治病是通过刺激人体经络穴位发挥调节作用，而药物或手术疗法则是采用外源性物质进入体内，对人体进行干预而发挥治疗疾病的作用。由于作用的方法和途径的不同，就出现了用上述三把刀难以奏效的病症，而针灸却能起到意想不到的作用。从以上的意义上说，针灸应该列为眼病治疗的第四把刀，而且是作用独特的、有推广前景的一把刀。

张老师说，他从事眼病治疗已经近40年了，他深深感到针灸不仅可以治疗常见眼病，对不少难治性眼病也有明显的效果。而且，与手术相比，独特的针灸技术更适合于眼病治疗，因为它更安全，几乎无损伤；与药物相比，针刺、艾灸直达病所，特别是眼周穴位注射更是送药上门，可使药物不通过结膜的上皮屏障而大量进入眼内，发挥药物的有效作用。

他的这一番话，使我大开眼界，坚定了跟师的决心。

 # 理法穴方术

张老师喝了口茶，面色变得有些严肃，他说，当然要用针灸治好包括眼病在内的各种疾病，关键是要掌握理、法、穴、方、术五个方面。

理，指治疗的原理、道理、张老师强调，针灸治病，既要了解现代疾病病因病机，更要结合针灸以调节为主的特点。其中很重要一点是，一方面在适合针灸治疗的疾病谱内选择病种，另一方面，张老师主张通过临床实践不断扩大针灸的疾病谱。近50年的针灸治疗，他始终关注急难病症的拓展，最近40年更注重于难治性眼病，如上面所治的黄斑变性等多种眼病，就是扩展总结的结果。这在他出版的一系列著作，如《难病针灸》《急症针灸》《眼病针灸》等中得到体现。其次，在具体治疗时，他重视辨病和辨证相结合。根据现代针灸治疗的特点，他认为应当以辨病为主，辅以辨证。

法，指法则和治法。法则就是治则，治则是根据在长期临床中总结出的治疗规律制订的基本原则，对用穴处方施针有着重要的指导意义。因此，它是针灸治疗时必须遵循的规则。在这一点上，张老师总结了异病同治的治疗法则，包括异病同方、异病同穴、异病同法等内容。以异病同穴为例，如风池穴，由于其属足少阳经，是足少阳和阳维之会，而肝与胆互为表里经，肝与目的关系密切。同时，风池穴虽位于项后，但与甲状腺前后相对，有近治作用，是治疗甲状腺功能亢进的验穴。对甲状腺功能亢进引起的突眼症，也多取用该穴。《通玄指要赋》："头晕目眩，要觅于风池。"所以该穴可治疗眼底病、偏头痛、颈椎病及甲状腺功能亢进引起的突眼等多种病症。治法是指针灸治疗所运用的不同方法，如毫针法、电针法、头皮针法、穴位注射法等的如何选择或有机综合。在这一点上，张老师根据病症的不同总结了不少固定的结合之法，如中风，常常是头皮针、体针、穴位注射相结合，眼病则为电针、穴位注射、耳针、梅花针四位一体等。

穴，指根据不同病症选穴。在针灸选穴上，张老师也总结了大量的经验。比如眼病，他特别重视经外穴运用，包括奇穴（古籍记载的）和新穴（现代发现的）；中风、小儿脑病则多选头部穴位。他把头穴分为三类：一类是经穴；一类是头皮针穴（他将焦氏头皮针、林氏头皮针、朱氏头皮针进行综合取穴）；一类是头针穴，主要是靳瑞教授总结出来的靳三针，根据病症特点综合或选择运用。

方，指针灸处方。张老师认为，针灸处方是作为针灸防治各类病症的方案。针灸处方的内容，从广义上讲，处方应由以下四大要素组成，包括：穴，即穴位；器，指选择适当的针灸工具；术，一套与之相适应的操作技法；时，即针刺的时机与时间。从狭义上讲，则主要指针灸处方是精确的穴位组合。在针灸处方中，除少数以单穴组方外，绝大多数都是由两个或两个以上穴位组成的。这种组合，一方面，每个穴位的作用存在相对的特异性，由于不同穴位之间的相互配合、促进与抑制，产生协同作用，从而使穴位的治疗能力得到有效的发挥，对某些与人体无关或不利的作用加以减缓或抵消，起到增效、互补及在长期使用中克服随性的作用；另一方面，使具有双重调节作用或多方面主治功能的穴位，在配伍之后突出或显示出其专一的治疗作用。张老师不仅总结了大量有效穴方，而且更为突出的一点，是他强调组方近取和中取，也就是以在病灶附近和相距不远处取穴为主进行组方。如眼病，多以眼部穴和头颈部穴为主组方，腹部病多取腹部穴和背部穴为主。

术，指的是针灸操作技术，是针灸获取疗效的关键之一。张老师说，好的针灸处方，还必须有一套与之相适应的操作技术。穴位组合得再好，没有与之相应的刺灸技法，也不可能取得应有的效果；反之，穴位配伍不当，再熟练的操作，也无用武之地。这一点，和药物处方就很不相同。如中药方剂，重在药物的组合与剂量的大小，而具体服用法，相对而言要简单得多。张老师强调，根据不同的病情，采用不同的刺法及不同的操作手法来实现疗效。如在刺法上，有齐刺法和透刺法。而在手法上，张老师对同一穴位采用不同的针刺方向及手法，促进针感向疾病方向传导，从而治疗不同的病症。如风池穴，可治疗眼底病、偏头痛、颈椎病及甲状腺功能亢进引起的突眼等多种病症。但在针刺时要强调它的针刺方向。如治疗眼底病时其针刺方向为同侧目内眦，针感放射至头额部或眼部；治疗偏头痛时，针刺方向为朝目外眦，使针感放散至同侧颞部；治疗甲状腺功能亢进时，针刺方向朝下颌部或口鼻部，使酸胀感充满整个颈部；治疗颈椎病时，针刺方向为朝对侧风池穴，针感放射至枕项部。

时，是指针灸的时机与时间。张老师对此十分重视，他说这是基于《内经》所载："谨候其时，病可与期；失时反候者，百病不治。"（《灵枢·卫气行》）时机的选择，往往成为选穴处方的依据，而形成一类独特的时间处方，如按子午流注的纳甲法方、纳子法方及按灵龟八法的灵龟八法方，为针灸处方所独有。而时间因素在每一针灸处方中，均为重要的参数之一。有学者把它分为六个方面：总的治疗时间、每疗程的间隔时间、具体施术时间、留针时间、每次治疗间隔时间和巩固疗效时间。其中的具体施术时间、留针时间也是针灸处方所独有。张老师特别强调，针灸治疗一些难治性病症，在时机上一定要把握"及早"二字，而治疗的疗程要向患者解释清楚，要做好打持久战的心理准备，即要长期坚持。上面提到那位老大娘就是一个例子。所以，张老师对难治性眼病一般都要求 3 个月为一疗程。在针刺具体留针时间和针灸间隔时间方面，张老师也有自己独到经验。如留针，他根据针刺麻醉得出的在留针20分钟之后进行手术效果最为满意的研究成果，将体针的留针时间定为30分钟，同时，又根据自己和他人的实践，将头皮针留针时间延长至4～8小时。针灸间隔时间，张老师提出要因病而异、因治疗阶段而异。急性病或急性期，可每日1次或每周4～5次，慢性病或慢性期可隔日1次或每周2次，巩固期则可每周1次。

说到这儿，我发现墙上的钟已经指到6点半多了，不知不觉中，已讲了一个多小时，连忙说："张老师，您累了一下午，快歇歇了。"

张老师意犹未尽地说："好吧，今天讲到这儿，不过只是简略说了个大概，算是个开篇。来日方长，我们可以就上面说的一个专题、一个专题，通过临床这个真实世界进行深入讨论。"他又意犹未尽地说，"你现在从事中医文献研究工作，我觉得，在今后的针灸临床中，要注意文献研究与临床实践的结合。"

一个下午繁忙充实的跟师抄方学习结束了，较之来时的兴奋，更多的是崇敬。张老师的讲授让我眼界大开，我尽管已经学了8年针灸，深深感到与掌握博大精深的针灸知识的距离还相当之大；张老师40余年的文献及临床工作道路，积累了深厚的理论造诣和丰富的经验，对针灸眼病更有着深刻的认识和洞见，这些无疑值得我们每一个晚辈后生认真学习、整理、总结和运用。

（张　进）

笔记二　辨证结合辨病　相辅相成

　　关于辨证与辨病问题，张老师一直认为，从他的经验看，两者不可或缺。他说针灸学是中医学的重要分支，辨证是其诊疗的基础；同时，针灸学又是受现代医学渗透很强的一门学科，辨病亦是其有效防治的前提，辨证与辨病相辅相成、密切配合，对认清病情、提高疗效有重要的临床意义。就针灸治疗急症而言，发病之初，病势凶猛，常牵涉全身，为争取时机，进行及时有效的治疗，必须迅速把握疾病的整体特征及抓住关键性证候，此时最宜四诊合参，综合分析，细审病机，辨明证型，权衡缓急，分型治疗。病情稍缓，主症略减，在条件和患者情况许可下，特别是辨证不太满意者，应即行现代医学各项检查，尽快确定病种，迅速确诊，调整治法，使之针对性更强。治疗过程中，因急症瞬息万变，又须依据其在不同阶段的不同症候表现，灵活地进行辨证，治疗方能有效。

　　针灸治疗现代疑难病，辨证与辨病结合起来更为重要。从诊断上说，现代疑难病多病因复杂难明，可依据中医逆向思维的特点，从疾病所呈现的证候，去探求发病原因及病变机制。这种从机体的反应状态中来认识疾病的方法，正是中医辨证的方法之一：审证求因。它对疑难病的诊治有着不可忽视的作用。当然，一般情况下，如能最大限度结合西医学的辨病之法，尽力弄清确切的病原（体）、病位及病理改变，更有助于针灸治疗。其次，现代疑难病，证候复杂，多涉及整个机体，且病程长而变化多端，具有明显的个体医学的特征，用辨证与辨病相结合进行施治时，更可以具体问题具体解决，即：既能做整体的宏观把握，又能做局部的细致分析；既能在不同的病程阶段做动态处理，又能抓住病变的本质，进行有效治疗。

　　总之，张老师指出，辨证辨病，既各有特点，又紧密配合，不可分割。一般来说：辨证有助于迅速地从整体上认清疾病主要特征，在阶段上掌握其变化规律；辨病则可从本质上深入了解病症，把握其内在矛盾运动。辨证与辨病，如能灵活运用、有机结合，就能从外到内，自始至终获得对病症的正确诊断和有效治疗。

　　上面记在笔记本上的话，我并不是一开始就理解的，而是在跟诊过程中，逐渐深入领悟的。

审 证 求 因

　　记得我刚刚跟张老师学艺的时候，有一天，来了一个骨瘦如柴的中年男性患者，52岁，是由他的妻子用轮椅推来的。满脸愁容的妻子告诉我们，患者大概在1年前，没有什么特别的原因逐渐出现食入难咽，餐后易见食物反流，不能快咽、多食或食后平卧，偶见喷射样呕吐。因此痛苦不堪，形体日渐消瘦。曾请沪上多家医院专家会诊，各项检查排除了咽、食管、贲门部的病变，经用中西药物及多种治疗未见效果。检查：见形体消瘦，舌质偏红，苔薄腻，脉弦细。

这样一个为诸医所束手的病因不明的病症，到底张老师有何妙法？张老师沉思了一会，他告诉我们，依据其症状，认为其病位当于食管、胃脘部，且为痰气交阻，日久伤阴的虚实夹杂证候，治疗宜在行气散结同时，再行养血滋阴。当时，他取以下几个穴位：膻中、天突、内关、膈俞、脾俞、胃俞、足三里、三阴交。张老师告诉我，取气会、膻中配天突是用于行气降逆、散结利咽，针内关为理气宽胸、降解痰浊，而取血会膈俞意在利膈养血活血，加用脾俞、胃俞可调补气血，扶正祛邪，足三里则达补益调理气血之目的，三阴交除益气行气外还起养阴生津功效。针刺的操作，除足三里、三阴交用补法外，余穴均用泻法。他在针刺膻中穴时，采用针尖向下平刺，不断提插捻转，患者自觉有一股一股酸胀之气直传向肚中，张老师说，这是引气下行。留针30分钟，去针后，患者顿时感到多日未有的胸腹顺畅感。首次针灸后，吞咽梗阻明显缓解，即能慢慢进食，食后未见反流。每周针治2次。至第8次来诊时，诸症已消失，并诉说体重已较针前增加2kg。

这个病例，使我深深体会到了辨证的重要性。这是一个病因不明、西医诊断也不明的患者，张老师通过审证求因，从中医针灸辨证的角度取穴配方却达到了有效治疗的结果。

而另一个病例，又使我对辨证和辨病有了新的认识。

 因人因病而异

这是一个20岁的年轻男大学生。在初诊时他告诉我们，两年多前，无明显原因，突发左侧头痛，之后，每月发作1～2次。每次发病突然且多有预兆，如头晕、恶心等，之后即昏厥倒地、不省人事，持续数分钟，苏醒后，出现一侧剧烈头痛，呈刺痛或跳痛，疼痛可持续数小时甚至几天。每次发作都须送急诊救治。最初被某三级医院怀疑为癫痫发作，曾服用抗癫痫药物，无效，并出现严重药物反应。后经另一三级医院神经科采用CT、磁共振、脑电图等一系列检查，排除癫痫等脑部病变，最后诊断为偏头痛。经用药物治疗，可一定程度上缓解疼痛，但不能控制其发作。缓解期间，一如常人，经人介绍来张老师处就诊。我们发现患者思维清晰，健谈。局部外观未见异常，脉略弦细，舌尖偏红，舌边有齿痕，薄苔。

我知道，张老师对偏头痛的针灸治疗颇有经验。我翻阅了一下笔记本，上面写着，主穴：太阳、阳白、（头）临泣、风池。配穴：攒竹、合谷。

其操作方法：主穴均取，酌加配穴。太阳取患侧，用28号2寸毫针，先直刺约1寸，行小幅度提插加捻转半分钟至1分钟，使有强烈酸胀感往颞部放散，缓缓将针提至皮下，再向同侧率谷穴透刺 1.8 寸左右；再针阳白、（头）临泣，以 1 寸毫针分别向鱼腰和目窗方向透刺。风池取双侧，以 30 号 1.5 寸毫针向同侧目外眦方向刺入 1.2 寸左右，用导气手法徐进徐出，反复施针，使针感向头颞部和额部放散。如前额疼痛明显者，攒竹穴亦取患侧，以 28 号 1 寸针自该穴上方约 5 分处往上睛明穴方向斜刺入约 0.8 寸，用小幅度提捣手法运针 1 分钟；可加合谷略斜向上刺至得气。再以风池与太阳为一对，或加阳白与临泣为一对，接通电针仪，频率 180～240 次/分钟，强度以患者可耐受为宜。发作时每次留针 45～60 分钟，缓解后为每次 30 分钟。

但张老师在治疗这个患者时，除了用上面这一处方外，又加用了大椎、百会两穴。他笑着问我："你说说看，为何要加此两穴？"

我一时想不出个所以然，张老师说："这是中医辨证的一个要点，因人而异、因病而异。本病多以肝胆之火上扰所致，所以我取胆经风池、阳白、（头）临泣为主穴，而太阳是治疗偏头痛的验穴，位于颞侧，亦为胆经循行区域，均可用以疏泄风火以止痛。你发现没有，这一患者有一般偏头痛患者所没有的症状：发作前昏厥倒地。所以，辨证时也要考虑这一因素，因此加取督脉的大椎、百会以通阳醒脑除痛。"

这个患者，因为处于发作频繁的急性期，张老师要求他每周治疗 3 次。经过近 2 个月的治疗，未见发作，患者及家属信心大增。这时恰逢五月黄金周，当时放假 7 天，因停治和外出旅游过度劳累，假期即将结束时，突然又发作 1 次，虽只是一过性昏厥，时间短暂，头痛仍作但程度有所减轻，持续时间也有缩短。患者还是十分紧张，节日一过，他又来找张老师了。

张老师一面安慰，一面又做了仔细检查。他对我说："你用手按按他的头部，看有无异常情况。"我仔细地按压了一下，发现他前额左侧有较明显的条索状物，压之患者喊痛。张老师说，"古人说：怪病必瘀，久病必瘀。痛有定点，这就是血瘀所在。瘀是本病的根子所在。以往我是以止痛为主，也就是以治标为主；现在疼痛有所减轻，就应当标本兼治了，在疏泄风火的基础上增加活血化瘀之法。"于是在用上法针刺完毕后，在患者头部压痛最明显处进行刺络拔罐，方法是以皮肤针重叩，上铺以湿面饼再吸拔小玻璃罐，留罐 5 分钟左右，吸出紫血块。每周针刺 2 次，其中一次加用刺络拔罐法。并嘱其不可过度劳累。经治疗后，发作次数逐渐减至数月 1 次，不再伴随昏厥，疼痛程度亦见明显缓解。逐步改为每周治疗 1～2 次，发作基本停止。随访至今，未见发作。

这一病例，使我深深体会到即使病症诊断明确的患者，在治疗时，要做到因人而异、因病而异、因治疗阶段的不同而异，这正是中医学辨证与辨病相结合的又一精粹之处。

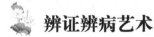

辨证辨病艺术

张老师辨证与辨病艺术的更令人感到精妙的是另一个病例。

这是 2004 年 3 月的一天，诊室来了一个中年患者，他拿着一本病历本站在诊室门口不进不出，一待就是半个多钟头。值班护士见他行为有些怪异，过来问他。他满脸通红地说："我看张医生。"护士说："那你为什么不拿病历本去排号？"他嗫嚅了一下，也听不清他说的什么。我赶紧接过他的病历本为他排队。

在接诊时，我仔细观察了一下，此人面色㿠白，精神沉郁不振，双手明显垂直震颤。特别是发现他动作有些异于常人外，衣着也不同。这时，已是乍暖还寒的早春时节，他却是一副冬天打扮。而当张老师为他号脉时，内衣却是被汗水浸得湿淋淋的。在张老师和蔼的开导下，他终于敞开心扉。他说他自幼就胆小敏感，最喜欢一个人独处，惧怕社交。1988 年起，学校毕业参加工作，他因为是学的会计专业，在一家外国人开的独资公司里担任会计师，由于社交频繁、工作压力较大，产生出现一种不能自制的心理恐惧感。逐渐出现胸闷、心悸、手抖等症状。经某市精神卫生中心确诊为恐惧症。经用西药治疗，症状已得到部分控制。但因长期服药，又出现畏热怕冷、多汗、记忆力减退、乏力、睡眠差等多种不良反应。要求用针灸治疗。患者既往有慢性支气管炎（肺气肿）史。

恐惧症，又称恐怖性神经症。我以前在书本里学到过，但在临床中我还是第一次见到。在针灸文献中报道很少，也从未引起过我的注意。这个病症是以对某种特定事物或情境引起强烈的、持续的和不合理的恐惧为特征，常发生回避行为。虽明知不正常，却难以自制。常见的临床类型有以下三种：一为广场恐惧症，又称空间恐惧症，是对广场、剧院等人多拥挤及黑暗、高空等处的恐惧；二是社交恐惧症，如怕被人审视，回避社交，可出现面红、心慌、出汗等；三是特殊恐惧症，表现为对特殊物体（如动物、尖锐物等）或特殊情景（如雷电等）的恐怖。

本病患者显然是属于社交恐惧症这一类型了。张老师告诉我，这种病例对他来说也是第一次。不过他说，他有过治疗精神疾病的大量经验，他决定采用自己独特的辨证与辨病相结合的方法进行治疗。他让我记下以下一组处方。

主穴：印堂、百会、安眠、太阳。

配穴：内关、三阴交、通里、复溜。

操作时，他 4 个主穴全部取，配穴每次取两个穴，轮流使用。取 30 号毫针，印堂自上而下平刺 1 寸，百会向后平刺 1 寸；太阳穴向率谷穴方向平刺，进针 1.5～2 寸上三穴，要求有胀重感。安眠穴向内眦方向进针 1～1.2 寸，反复提插至有局部明显酸胀感，并诱发针感传导至头颞部。留针，印堂与百会，安眠两侧各为一对，接通 G6805 电针仪，连续波，频率 120 次/分钟，强度以患者感觉舒适为度。配穴，每次上下肢各取一穴，交替应用。针刺得气后留针。上述穴位均留针 20～30 分钟。要求每周 3 次，症状控制后改为每周 2 次。

治疗结束后，我不解地询问，这组穴方何以体现辨证与辨病相结合？张老师说，我说的辨病是指这个病诊断十分明确，是恐惧症，属于精神类病症，所以取百会、印堂。这两个穴位从针灸理论说，都位于督脉上，而督脉分别与足太阳相通而络于脑、与足少阴相连而交于肾，与任脉、冲脉相连而交于心，与足厥阴交会于巅顶，所以对脑、心、肝、肾病候都密切相关。但它们组合是北京一家精神卫生中心的专家通过长期临床验证总结出来的，发明权不在我这儿。它是治疗多种精神病症的"黄金搭档"，对精神分裂症、抑郁症等多种精神疾病有确切疗效。所以这可以算是辨病取穴。而另外的穴位，则是从辨证的角度选取穴位。如安眠，重在镇静；太阳透刺则以宁神。配穴均属远道取穴，意在加强宁心安神的效果。

张老师这一组方实际效果又如何呢？我便拭目以待。

按验方取穴与操作，要求每周3次。患者也按时来，治疗10次后，各种症状明显减轻。特别是，患者衣着开始减少，与我们交流也日益增多。还没等我们为治疗有效而高兴，谁知在第11次治疗时，患者又穿着臃肿的衣服出现在我们面前。原来患者觉得针灸之后，全身症状大有好转，即自行停服西药，便出现复发，这一复发不仅将他一下打回原形，而且有些症状，如多汗、手抖、胸闷等更较原来严重。我有些失望地看着张老师。张老师仍显得十分从容，当即嘱其不可贸然停用西药，只能随着症情的控制，逐步削减。考虑到他多汗、手抖、胸闷、心悸等症状明显，张老师又在原方基础上加膻中、心俞以宽胸宁心，大椎、合谷、复溜以敛汗、止抖。各种症状随即减轻，为每周减为治疗2次。之后，患者逐步递减药，每3个月减去1/4量。每次减药后，病情略有反复，但一经针刺后，症状即可缓解。经1年多治疗，西药全部停用，各种症状基本消失。嘱其每周治疗1次，以巩固疗效。

在整个治疗过程中，张老师给我们总结了几点经验。首先是辨证和辨病相结合，随着中西医结合的发展、现代难治性病症难治程度的不断提高，应该包含多方面的内容。如针药结合问题也体现在其中。针对这样的患者，应当先针药结合治疗，随着症情的好转逐步递减药物，切不可骤然停药。否则往往会出现反弹，使症情加重，这一点，要引起注意。递减药物的时机和数量，应当因人而异、因症情变化而异。另外，在刚减去药物时，患者可能会出现某些症状的一时加重，此时可适当加重手法和增加留针时间。

其次，治疗过程中，一定要能灵活变通。随着过程中症情的变化，可辨证加减。本例患者开始时仅按验方取穴，后来因出现其他症状，逐步增加膻中、心俞、大椎等穴。另外，在针法使用上也是如此，如电针强度，以往多主张对精神疾病患者施以间断强电刺激。根据他观察，这仅限于急性发作者。对于本病（包括其他慢性精神疾病患者）不可过强，以患者感到舒适为佳。否则不仅不能取得预期效果，还可引起患者不适。

再次，加强心理上治疗也是辨证与辨病的内容之一，应当多与患者沟通，加强心理疏导，坚定其长期治疗的信心。此类患者多较敏感，要注意保护其隐私。

最后，值得一提的是，张老师还有一个特点，就是不同针灸疗法体现辨证结合辨病的思想。针灸学是一门与时俱进、开放的学科，不断吸取西医学的精华，生发出了头皮针、耳针、腕踝针、眼针等疗法，丰富了学科内容，又为辨证与辨病的结合、提高临床疗效做出了贡献。

我曾亲历了张老师治疗一则扁平疣案例的整个过程，很能说明这一特点。这是一位50多岁的女性，自3年前开始出现扁平疣，逐渐增多。由于扁平疣是一种病毒引起的赘生物，影响美观，严重的可致皮肤癌等恶性肿瘤。所以她颇为烦恼。两年多来求诊于市内各大医院，接受中西医药物治疗，但均无显著效果。当时的症状是：整个后颈部、肩胛、前臂至手背部密布棕色的米粒大小扁平隆起丘疹，表面光滑、界限清楚、量多聚集成群，平时多无痛痒，舌质淡红，苔薄白，脉细弱。

当时张老师拟定下面这一处方。

主穴：曲池、外关、血海、三阴交、大椎。

配穴：肺、风溪、肾上腺、支点（均为耳穴）。

用此方治疗两次后，来接受第3次治疗时，患者反映说："张医生，这个扁平疣好像有变化了，有一种说不出的痒感，颈部最明显。""没关系，再治疗看看。"第5次来治疗时，患者面部及颈部扁平疣明显变平，颜色也变淡了，很多患者在一边都啧啧称奇："漂亮多了！"但前臂、手背变化不明显。加用腕踝针，取上4、上5、上6三穴，双侧均用，采用每穴两针法：一针向上，一针向下，平刺不得气。患者要出去旅游，告假两周。两周后，患者再次踏入诊室大门时，病友们纷纷向她表示祝贺："好多了！"患者也说："是呀是呀，手臂上的也开始退了。"9次治疗后，疣疹大部分消失了，病灶部位的色泽也基本与邻近部位相近了。后又巩固治疗了10次。除手背及前臂有少许散在皮疹外，基本痊愈。头昏乏力症状也消失了，人也有精神了。

在总结经验时，张老师后来特别对该病采用体针、耳针、腕踝针3种疗法三管齐下的辨证之法，进行了解读：该病因外感风热之邪搏于肌肤，内系肝虚血燥，筋脉不容，气滞血瘀而生，与"风""血"关系密切，运用散风活血、通络化瘀、清热解毒的治疗原则来针对"风"和"血"。手阳明合穴曲池有清热祛风、解毒止痒的功效，血海有化湿清瘀、理血调经的作用。大椎为诸阳之会，可通阳清瘀热，增强免疫功能。大椎穴是张老师常用的治疗顽固性皮肤病的经验穴。手少阳三焦经的络穴外关，可加强清疏邪热的功效。脾经的三阴交重在补益。耳穴肺有肺主皮毛之意，风溪和肾上腺有祛风、抗过敏之效，支点化瘀。腕踝针是根据其病变部位在上部，且以肩、背部为主取穴。三者各有特点，结合运用，取长补短。我感到这实际上是针灸治疗中辨证与辨病结合的一种新发展。

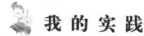 **我 的 实 践**

下面记录一例通过张老师带教，我自己治疗的黄斑变性病例。

清楚地记得2009年11月的一天，我的诊室走进了一位女子，穿着时尚，面容姣好，她是一家上市公司的高管，工作繁忙，压力大。但现在满脸愁容，坐下来诉说病情时泪水涟涟："医生，我右眼看东西变形两个多月，视力也下降，两个眼睛看东西一大一小，看人就像大头娃娃，眼睛也胀痛得不得了。我左眼又是弱视。"她还告诉我，好几次都差点从楼梯上摔下来，幸亏有老公在边上扶着。接下来又自己开始找原因："我的父母都是军工企业的，和核辐射打交道，我肯定是在娘胎里的时候受到了影响。最近公司也刚刚装修好，特地给我买了一个新的大办公桌，但是味道很大，刺激得我流眼泪，和这个也有关系吧？"看着她激动和委屈的样子，我安慰她说："别紧张，这个病治疗还是有希望的。把你在其他医院看病检查的东西给我看看。"在上海眼科有特色的中西医大医院该患者都去过，看了不少专家，她拿出厚厚的病历本和一叠检查报告。

她在 2006 年曾患过中心性浆液性脉络膜视网膜病变（简称"中浆"）。9 月17 日检查见：右眼前节（－），裸视：右 0.8，左 0.3；眼底：乳头边清，黄斑区渗出。用施图伦、Avastin 等中西药治疗，症状未见好转，视力却下降越来越厉害。为此也配了好几副眼镜，但怎么戴都不行。赶紧到医院复查，发现右眼视力下降为 0.4，左眼视力 0.5。右眼黄斑部出现水肿，出血。视野：右眼旁中心视敏度下降，上方视敏度下降。左眼周边视敏度下降。OCT 示：右眼黄斑区见多个玻璃膜疣，中心凹下方 RPE 层隆起，其下呈中等强度反光区。几家医院都诊断她患的是右眼年龄相关性黄斑变性。

她曾做过眼内药物注射及多种中、西医治疗，但都没有明显效果。她通过了解，知道年龄相关性黄斑变性是目前世界上中老年人致盲的主要原因。她很悲观地问："我不知道还能不能看到我女儿的婚礼？"考虑到她的这种情况，我说："我的老师张仁医生专门治疗眼病几十年，在这方面经验很丰富，我介绍你去找他，一定有效果。"

张老师给出的是综合治疗穴位处方。①毫针方：主穴为新明 1、上睛明、上天柱；配穴为新明 2、风池、承泣、丝竹空、瞳子髎。②穴位注射方：取穴球后、太阳、肾俞、肝俞、光明。药物：甲钴胺注射液 0.5mg/ml、丹参注射液或复方樟柳碱注射液 2ml。③耳穴方：支点、肝、肾、眼、神门，用王不留行籽贴压。④皮肤针方：正光 1、正光 2。双眼一起针灸。最后，他特别指出，主要由我负责治疗。

由于多次和患者接触，她也十分了解和信任我，也欣然同意了。经过几次治疗，患者自觉眼部胀痛明显减轻。患者又告知她还有乏力、身重、背冷、舌发烫，尤其是吃了水果等冷物之后，时有胃脘部不适及胸闷，夜眠多梦，便秘与泄泻交作，小便频数，夜尿多。我仔细地进行脉诊和舌诊检查，发现她舌质暗有瘀斑，苔薄白，脉细弱。患者面色晦暗。

我想到在整理眼病的古文献时，曾读到南宋医家窦材《扁鹊心书》中关于内眼病的病因，认为是"脾肾两虚，阳光不振"所致，"光之短主于脾，视物不明主乎肾"，从脾肾阳虚认识该病。窦材特别强调阳气在人体中的重要作用，反对妄用寒凉攻下药，提倡治病应以"保扶阳气为本"。认为温补阳气之法"灼艾第一，丹药第二，附子第三"。在治疗方法上则十分推崇灸法，认为"保命之法，灼艾第一"。

在窦材灸法中有云："两眼昏黑，欲成内障，乃脾肾气虚所致，灸关元三百壮。"考虑到大剂量的艾灸，患者操作困难，不易坚持，我就考虑用中医方药来扶助阳气。便给她用白通汤：附子20g，干姜30g，葱白4茎。附子去皮。整个方子大火先煎开后，用小火煮2个小时。郑钦安《医理真传》认为白通汤是回阳之方，也是交水火之方。生附子大热纯阳，补先天之火种，佐干姜以温中焦之土气，而调和上下，葱白一物能引离中阴，下交于肾，生附子能启水中之阳，上交于心，阴阳交媾，而水火互根。在服用中药的同时，我又在上方的基础上加用关元俞、心俞、肾俞、气海俞等穴，以黄芪注射液穴位注射。

治疗半年后，患者于一日清晨，睁开眼睛，突然发现视物变形症状消失。以后一直坚持每周1～2次针灸治疗。2011年4月20日复查左、右眼视力均达到1.0。全身症状亦基本消失。又过了1年，去眼科检查，检查时医生叹息说："哎，你眼底那么大一块疤，看东西肯定不行了。"她骄傲地回答说："我现在看东西1.0，完全恢复了。"

这是一则使我铭记不忘的有效案例，也是一侧应用运用辨病辨证针药结合的成功实例。10年过去了，该患者至今仍保持良好的视力。

（徐 红）

笔记三　文献结合临床　相得益彰

 从文献中找依据

　　一个周五的下午，在岳阳医院名老中医门诊部，我们正跟着张老师有条不紊地忙着。进来一位初诊的男性患者，个子不高，略胖，约摸 60 岁光景。首先由我接诊，他告诉我最近突然患了个怪病。大概两个多月前，在没有任何诱因的情况下，右小腿外侧突然出现间歇性抽痛。疼痛非常剧烈，如电击一般，每次持续数秒钟。说发就发，没有一点规律。最要命的是夜间发作频率极高，有时一夜可达数十次，每次都被痛醒，常常彻夜无眠。曾到上海多家三级医院诊治，磁共振、CT 等系统检查均未见异常，考虑闭孔肌麻痹可能，先后予以闭孔神经封闭、口服卡马西平等多种中西药物治疗，都没有明显效果，也曾试用过针灸推拿，症状也未见改善。慕名前来张老师处诊治。患者 10 年前因腰椎间盘突出症做过腰椎内固定术，之后腰病再未发作，张老师在给他检查腰部时没有发现疼痛、压痛等症状。疼痛发生在右侧膝下胫骨外侧自上向下 20cm 范围之内（沿着足阳明胃经），无明显压痛，外观也未见异常，脉涩，舌紫暗。

　　像这样一个原因不明的怪病，应该如何取穴配方呢？只见张老师略一沉吟，先让患者采用正坐位，用 0.30mm×100mm 毫针，右侧阳陵泉透刺阴陵泉，用 0.25mm×40mm 毫针从足三里至条口，每隔 1 寸直刺一针，再用 0.25mm×40mm 毫针直刺左侧曲池、手三里两穴。用泻法，均有明显得气感，再加用电针，一对连接阳陵泉和足三里，另一对连接足三里下一寸和条口穴，连续波，强度以患者耐受为度。留针 30 分钟。针后在患侧足三里穴和病变经络上的穴位进行丹参穴位注射。

　　第二天来复诊时，患者的脸舒展开来了不少，高兴地告诉张老师，针后当天晚上抽痛次数就明显减少，疼痛的程度也有所减轻。按常规效不更方，在第 4 次治疗后，夜间已基本不发作了，能睡觉了，白天偶发，但可忍受。患者心急，自己把卡马西平等数种止痛药都停了，晚间又出现 3 次明显抽痛，症状有复发之势。张老师告诉他，得这种病心不可以太急，不能骤停此类药物，宜逐步减量。让他先把卡马西平加上去，第 8 次复诊时述抽痛消失，仅在每日午后该部位会轻微地抽动几下。张老师让其将卡马西平由每日 3 次、每次 100mg 减至每日 1 次，每次 50mg。共经 15 次治疗后，患者症状完全消失，西药停用。患者对于他的患病经历是心有余悸，怕复发，故又巩固治疗 5 次。再未复发。

我对这一病症的治疗印象极为深刻：该症病因不明，症状罕见，实属疑难之症；而且中西医治疗都无明显效果，为何到张老师那里竟能取得如此良效？张老师告诉我，这一病症，其实他以往也未碰到过，也属于首次。我奇怪地问，那您是凭什么来处方操作的？张老师笑笑说，我是从文献上找依据、找方法的。

他告诉我们，按照他的一贯做法，对于一些无经验可循的难治性病症，首先是以针灸古今文献，为寻找取穴处方的依据。这个病例，按其病位来说，疼痛的部位是在足阳明经，而其性质为经筋病变。经筋病的取穴，有二法。一是按《灵枢·经筋第十三》中载有"以痛为输"来治疗经筋病，故取足阳明经疼痛段为主穴；又据明代杨继洲《针灸大成》中载有"宁失其穴，勿失其经"之说，取足阳明经疼痛段用排针刺法。排针刺法，出现于现代，最早在 20 世纪 80 年代末期，安徽中医学院附属针灸医院、安徽中医学院针灸经络研究所和安徽安庆市中医院的几位医师用于小儿麻痹后遗症的治疗，该法强调归经辨证，循经取穴，直接在病变部位的肌群通经接气，取得了好的疗效。张老师将此法移植在了该患者身上。二是按《灵枢·邪气藏府病形》有云："筋急，阳陵泉主之"，《难经·四十五难》曰："筋会阳陵泉"，所以取八会穴之筋会阳陵泉。

其次，又从中医理论中寻找操作的依据。根据发病的特点，此病痛如电击，发无定时，与火与风有关，因火热灼筋，故疼痛异常，风性主动、数变，故来去多变。因属实证，针用泻法，以泻火驱风；患者脉涩，舌紫暗，且病位固定，故用丹参针穴位注射以活血化瘀。

另外，取曲池、手三里，是一种缪刺取穴法。本为《内经》中提到的一种刺法，《灵枢·终始》中："凡刺之法，必察其形气……必为缪刺之"，丹波元简注云："盖左病刺右，右病刺左，交错其处，故曰缪刺。"后人的文献认为对于疼痛的治疗，可取与疼痛部位左右或（及）上下相对应的部位，患者病位在右侧足阳明胃经，故取左侧肘关节以下同名经，即大肠经曲池、手三里，属下病上取、右病左取。

本例是临床结合古今文献获得成功的一个有效病例。

临床中灵活用文献

之后的一个病例更加深了我对临床与文献关系的认识，如何不断将从文献中获得的知识灵活运用于临床实践。

这是又一次跟师门诊。一个姑娘扶着一位佝偻着身体的老太太来求诊。老人痛苦的脸有些扭曲，抱着肚子不断呻吟。姑娘告诉我们，这是她的老母亲，因为胆囊炎、胆结石反复发作，曾在几年前在张老师这里治疗过，基本上好了。回了老家，一直没有发作过。这次因为盖房，劳累过度又复发了。隔三差五发作一次，每次发作又呕又吐，常常痛得昏厥过去。家乡医院对此束手无策，只好到上海女儿家求助了。但在上海的大医院虽能消除她的疼痛，但无法控制她的发作。今天又发作了，她叫女儿一定带她到张老师这儿来。张老师看她抱着肚皮不断呻吟的痛苦的样子，十分同情。和其他患者协商一下，优先给她治疗。张老师立即让她躺在诊疗床上，仔细地检查了一下。只见她肚子上横七竖八布满手术后的瘢痕，原来因为这个该死的病，她已经开过 3 次刀，但病症却并没有得以根治。现在已变成胆囊炎合并胰腺炎了。

治疗胆石病是张老师"拿手病"之一。那还是 20 世纪 80 年代中期。当时，张老师正从事一项耳穴贴压治疗胆道结石病，简称"胆石病"的科研项目。胆石病的治疗以往主要依靠手术。20 世纪 50 年代始用中医排石法，1959 年首次报道针刺治疗本病。之后，摸索出一套包括针灸在内的以非手术疗法为主的治疗方案，并在全国范围内得到推广。至 70 年代后期，以针灸作为主要疗法配合服硫酸镁治疗胆管结石，也获得满意效果。此后，进一步发现耳针、电针及穴位激光照射等穴位刺激之法都有较好的疗效。不仅可以明显地改善临床症状，而且具有一定排石作用。张老师在他人实践的基础上，通过临床筛选，组成了一个经验方。主穴：胰胆、肩、十二指肠、迷根、肝、三焦、神门、胃（均为耳穴）。配穴：阳陵泉、胆囊穴（体穴）。均以王不留行籽贴敷，即将王不留行籽置于 0.7cm×0.7cm 的胶布上，贴于上述耳穴，令患者每次饭后 20 分钟按压 1 次，每穴按压 5 分钟，睡前亦按压 1 次，每日共 4 次。每次一耳，两耳交替，每周换贴 2 次。配穴于急性发作时加用，可二穴同取，亦可单取一穴，均取右侧穴。以 28 号 2 寸毫针刺入，施捻转加小提插手法之泻法 2 分钟，使有强烈针感。留针至症状缓解。操作：主穴每次取 5～6 穴，可轮用，但肩穴及胰胆穴必取。选穴组方是按照中西医理论及各穴功能而定，如胰胆、十二指肠、迷根、肝，西医认为均与胆囊相关，三焦、神门，则是依据中医理论中三焦通腑气、神门可定神止痛而选，选肩穴，则为他的经验穴，发现对胆石病患者有良好的镇痛之效。上述耳穴，据对 30 例胆石病患者 B 超下进行耳穴压丸观察，发现确有促使胆囊明显收缩之作用。急性发作则可加胆经的合穴阳陵泉或胆囊穴。前者为胆经合穴，取合治内腑之意；后者则为近人发现的治疗急性胆囊炎的新穴。通过 54 例的对照观察，证明该方有一定排石作用，并适用于下列患者：①胆总管结石，其直径在 1cm 左右，胆管下端无器质性狭窄者；②肝内胆管多发性结石者；③直径小于 1cm 的胆囊结石，胆囊排出功能较好者。而且发现坚持长期贴压，本方尚有一定的溶石作用。他写成论文以中英两种文字发表于我国中医界权威性刊物《中医杂志》。而这个患者，他曾经也以上法治疗获效过。

我们想，今天，他肯定也用上述方法了。然而，我们却想错了。只见张老师沉思片刻，取 7 根 0.25mm×40mm 毫针，先在两侧天枢和气海穴深刺并反复捻转提插片刻，接着在两侧上巨虚穴用同法运针片刻，最后，他在右侧阳陵泉下侧按压了一下，患者立即大呼"酸痛得不得了！"张老师在压痛处先下一针，接着又在相隔 3 分左右处再下一针，然后行大幅度提插捻转。这时，我发现患者神色已经好转，浑身松弛下来。赶紧问："你现在还痛吧？"患者竟脸色平静地答道："不痛了！"我不由一惊，刚才还痛得直不起腰的患者竟突然不痛了！张老师的脸上也出现了少有的微笑，嘱咐留针半小时。之后他又去忙着治疗其他的患者了。去针后，患者气色显得好多了，说几根针下去，就像一把抓似的把他的病痛全抓走了。她反复地说着感谢张老师的话，并告诉我：以前每次发作都要到医院住院打点滴，起码得三四天才能逐步缓解疼痛，她又没有医保，每次都得女儿掏出万把块钱。怎么也想不到针灸竟会有如此快的效果。我也为这神奇的疗效惊讶不已，同时对张老师的处方取穴也百思不解。张老师大概也看出了我的心思，笑了笑说，"她女儿叙述病情时说到过一点：她母亲肠胃不好，每次发病前都有便秘。所以，她的病主要在于腑气不通，包括肠腑、胆腑。古人不是说不通则痛嘛。所以我取天枢、上巨虚是通肠腑，胆经上的胆囊穴通胆腑，气海利气。"我又不解："胆囊穴为何要刺二针？"他说："这也不是我发明的，《灵枢·官针》篇提到齐刺法，它是一穴刺三针，我是一穴刺二针，主要针对急性痛症，目的是加强刺激，激发经气。"停了一下，他语重心长地说："古代医学文献是个宝库，一定要学会能随时取用。"好一个随时取用！这引起我深深的思索。

以上两个病例，不由使我想起在跟诊时，张老师经常会给我们提及：临床和文献结合的问题。张老师告诉我们，在刚接触针灸的十几年中，他并不重视也不懂文献对临床的重要性。一直到攻读研究生时，因为研究方向是针灸文献与临床，才逐步体会到二者结合的重要性。长期以来，包括中医界在内的相当一部分人士，对中医文献研究有一种偏见和误解，认为文献研究主要指的是古文献研究，主要是作校勘、注释、辑佚等保存性工作，而忽略了对其中所含有的历代医家保存的丰富的理论总结和实践经验的挖掘和提高，窒息了研究空气，真是可惜！其实中医文献研究的领域是很开阔的。要想适应现代要求，应当改变中医针灸文献长期以来都着眼于保存性研究的现状，将重点转移到应用研究和开发性研究上来。一方面，通过对文献的提炼解决临床问题，另一方面要通过文献研究提供临床规范化方案，应用文献研究揭示学科的发展规律。近年来，人们纷纷在讨论中医学的特色问题，如果从科学研究方法的角度考察，中医文献研究倒不失为其特色之一。中医文献研究，不仅具有一般的分析综合功能，而且因为其方法融古今之长，又面对积淀数千年之中医宝库，更具有开发新知的功能。在开展中医文献研究时，要充分注意到名老中医学术经验研究，这可是活的文献研究。所以我们一定要改变观念，拓宽视野，更新知识，做好文献与临床的互相补充、利用和转化，才能有所继承和突破。我们知道，在这方面老师做了多年的古今文献研究，在文献和临床的结合上颇有心得，也出版了很多临床使用价值高的书籍，不少都脱销了。

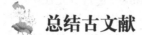 **总结古文献**

正好在此时，纳斯达克上市的爱康国宾医疗机构的老板谭文清夫妇对中医学怀有

一腔的热情，想为中医学的发展做些事，委托上海市慈善基金会和上海市卫计委中医药传承发展办公室就"中医紧缺专科、特色诊疗技术传承人才培养项目"进行招标，一共有9个项目中标，我的"难治性眼病特色针灸治疗技术传承研究"有幸中标。

在计划任务书里，除就张老师的5个难治性眼病规范化治疗方案进行临床观察研究等多个传承内容外，张老师还特别加上眼病针灸古籍资料的收集和整理，在3年里要完成这么多的内容来得及吗？前面的内容可带研究生一起做，古籍资料的收集、整理这块我从来没有接触过，心里还是挺犯难的，我行吗？张老师的回答是："没问题！"在这期间正好参加援滇工作半年，时间稍许宽裕些，但重任在肩，也没敢太松懈，在老师的指点下完成了30多部古籍中有关眼病针灸的内容收集，共27万多字。当把它发给老师时，我心里像有块石头落了地，哎！总算完成任务了。还没轻松多长时间，接到了老师的回信：根据收集到的资料，对眼病针灸历史与现状做个总结。这个任务很有难度！我对科研八股文比较熟悉，对跨越那么多年代的资料进行归纳提炼，心里没底气。张老师看出了我的心思，就金元时期眼病治疗的刺血疗法给我们开了一小讲，启发我们对文献整理的思路。

金元时期，是我国医学史上一个重要时期。由于南北对峙、战争仍频，反而造就了群星闪耀、流派纷呈、学术不断创新的医学新局面。眼病的针灸治疗也有新开拓，一个是眼病用穴的开拓，另一个是眼病针法的开拓。在唐宋时期，灸法治疗是主流，到金元时期随着煤炼铁技术的普及，促进针具的革新，针刺之法得以重视。表现在眼病治疗上，最为突出的是开拓放血疗法。金元四大家之一的张从正力主攻下，眼疾多以火热立论，其在《儒门事亲·目疾头风出血最急说八》指出："岂知目不因火则不病。何以言之？气轮变赤，火乘肺也；肉轮赤肿，火乘脾也；黑水神光被翳，火乘肝与肾也；赤脉贯目，火自甚也。能治火者，一句可了。"所以倡用刺血泻热之法，如"人年四十、五十，不问男女，目暴赤肿，隐涩难开者，以三棱针刺前顶、百会穴，出血大妙。"但在刺法的具体操作上则须遵照以下各点。

1. 据十二经脉气血多少而定 血多之经刺之，能祛邪而不伤血；血少之经刺之，则使血受损而正不足，有助长邪气之虞。"夫目之内眦，太阳经之所起，血多气少；目之锐眦，少阳经也，血少气多；目之上网，太阳经也，亦血多气少；目之下网，阳明经也，血气俱多。然阳明经起于目两傍，交鼻頞之中，与太阳、少阳俱会于目；惟足厥阴肝经，连于目系而已。故血太过者，太阳、阳明之实也；血不及者，厥阴之虚也。故血出者，宜太阳、阳明，盖此二经血多故也。少阳一经，不宜出血，血少故也。刺太阳、阳明出血，则目愈明；刺少阳出血，则目愈昏。要知无使太过不及，以血养目而已。"

2. 据病情虚实而定 《儒门事亲》根据《内经》"血实者宜决之""虚者补之，实者泻之"的原则指出，有的不宜出血："如雀目不能夜视及内障，暴怒大忧之所致也。皆肝主目，血少，禁出血，止宜补肝养肾。"有的则要求泻血部位多，出血量大。如张子和自己曾患"目赤肿翳"，医者在其"上星至百会，速以针刺四、五十刺；攒竹穴、丝竹穴上兼眉际一十刺；反鼻两孔内，以草茎弹之出血。三处出血如泉，约二升许"(《儒门事亲·卷一》)。

3. 刺血工具据部位而不同　当时应用最多的泻血工具是三棱针，用于全身经穴或经外穴，也包括某些病灶区："治目眶岁久赤烂，俗呼为赤瞎是也，当以三棱针刺目眶外以泻湿热"(《兰室秘藏·卷上》)。其二是草本植物，如秆草、芦叶和竹叶等，或截段，或作卷刺之。多用于鼻腔内黏膜等皮肤菲薄的部位。如"凡两目暴赤痛者，肿不止……速宜秆草，左右鼻窍内弹之，出血立愈"(《儒门事亲·卷十一》)。其三是某些有一定刺激性的药物，如"夫目暴赤肿痛，不能开者，以清金散鼻内搐之，鼻内出血更捷"(《扁鹊神应针灸玉龙经》)。

为了说明放血法治疗眼病确有效果，金元时代的著名医家张子和在他所著的《儒门事亲》一书中，记载了这样一个医案：当时有一个叫赵仲温的书生在进京赶考的路上，忽然患了急性眼病，两目又红又肿，不仅疼痛难忍，而且视物模糊，连路都看不清了，无法继续前行。眼看要耽误考试，急得直想自杀。这一天他在茶坊中和好友喝茶解闷，忽然间钩窗脱钩而下，正中他的额上，发际处裂开三四寸，紫血流了数升，当血止住的时候，奇迹发生了：他的双眼疼痛一下减轻好多不说，竟然能看清眼前的一些景物了。第二天能辨出屋脊，第三天能看见屋顶的瓦沟，几天后就痊愈，又踏上进京的行程了。这虽是误打误撞的一个意外事件，却表明出血对眼疾的作用。

在临床中加深认识

记得不久前，有一对年轻的父母和爷爷抱着一个 2 岁左右的小姑娘，焦急地来张老师处出求诊。小儿上眼睑内有一个大约 0.3cm×0.3cm 的红肿块，诊断为睑板腺囊肿（霰粒肿），已经二三个月了，眼睑上抬受到影响，各种治疗都用过了，没有效果，医院建议手术治疗，但小儿要用麻醉药，大人心痛，抱着试一试的态度，希望奇迹的发生。张老师给她耳尖上放血，再次来时肿块小了一半，6 次痊愈。张老师正是继承了前人的刺血法。我遇到类似的病例，用同样的方法效果真不错，一般数次即愈。

而张老师应用放血法治病，给我留下的最深刻的印象是一个 48 岁的男性患者。他是一位出租车司机，来诊时主诉为左眼视物模糊，有异物感，眼眶周围酸胀、睁眼困难、畏光，半年。原来他的左眼被人用力打了一拳。当时在医院就诊发现：除左眼视力下降外，左颧及面部皮肤水肿，下睑皮肤水肿及色青，左眼结膜下片状出血，高度充血。CT 示：鼻骨骨折，左眼球及面部软组织挫伤。后曾因出现外伤性青光眼，左眼眼压高达 44 mmHg，行左眼小梁切除术。患者一直感觉左侧鼻塞，并伴左侧鼻眼部胀痛不适，曾行鼻骨复位术，症状未见缓解。尽管做了手术、住了几次院，但左眼视物模糊、异物感，左鼻、眼眶周围酸胀不适，睁眼困难等症状不减，已不能从事出租车工作，一直病休在家。经人介绍找到张老师。张老师先查了下视力，发现就诊时的主要症状为右眼视力正常为 1.0，而左眼视力仅为 0.15。诊断为视神经挫伤。便取新明1、新明2、上睛明、承泣、上天柱、攒竹等穴位，针刺治疗，并辅以穴位注射、耳针等疗法。视力虽有所提高，但症状缓解不明显。特别是每次来就诊时，患者总是反复强调左眼眉头部、鼻背部酸胀厉害。张老师仔细观察了一下，让我再看一看，我发现该局部见皮肤颜色暗红、纹理增粗，尤以左侧鼻旁眼下的颊部更为显著。只见张老师手持梅花针局部叩刺，用中等量刺激，血即涌出，顺面颊流下，然后以小型抽吸罐吸拔，一会儿就吸出满满一罐黑血。患者顿觉酸胀缓解。以后每次就诊都要求如此治疗，而且要求张老师加重叩刺之力，多拔出些血。治疗两个月后，睁眼困难症状消失，左眼视物模糊、异物感及左眼眶周酸胀感均明显减轻。治疗 3 个月后复查 VEP 基本正常，左眼视力 0.8。患者重返工作岗位，开上了世博会专用出租车。

虽然我的专科和硕士是在中医药大学就读的，但毕竟是在西医院校攻读的博士学位。心里总有一些想法，几千年上百年过去了，和古人相比，疾病谱改变了，对疾病的认识不同了，古医籍上所记载的理论和经验到底有多大的价值？还觉得即便是现在，中医针灸发的文章太玄乎，个案报道多，没有临床的双盲、随机和对照，很难证明效果是不是确切，可重复性也不太强，运用价值不高。这样重视古代文献意义大吗？ 上面的一些事例，使我改变了看法。

最近让全国人民都自豪的事情是 85 岁的屠呦呦成为我国本土上首位诺贝尔科学奖的获得者。张老师对她在获奖感言中提到她的灵感和启发来自中医古籍作了特别注释：青蒿治疟，正是来自中药古籍的记载。但开始由于受到中药是通过煎煮后服用的传统做法的影响——用热提取法提取青蒿素，结果对疟疾并无杀灭作用，正是屠呦呦在东晋葛洪所著的《肘后备急方》中记载的 "治寒热诸疟方" 中 "青蒿一握，以水二升渍，绞取汁，尽服之"，受到启示，变热提取法为冷提取法，使疟疾杀灭率提高至百分之百。也正基于此，使她在青蒿素的研制贡献力上升为首位。所以，这足以证明伟人所说："中国医药学是一个伟大的宝库，应当努力发掘、加以提高。"

（徐 红）

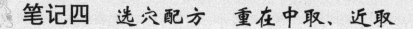

笔记四　选穴配方　重在中取、近取

最近，为了撰写本书，我又一次整理了早期跟师笔记，那里面记载了大量张老师取穴配方的例子，看了之后，十分感慨。在正式跟张老师之前，我已经在一家二级综合性医院有多年针灸临床经历，加之自我感觉学得也较为扎实，自己认为在取穴配方和针灸操作上已经没有多大问题了，但是跟了几个门诊之后，我才切实感到了差距。

🌿 选穴注重新穴奇穴

十多年前，我开始跟师时，张老师刚刚从荷兰完成一年讲学应诊任务回国。他在《解放日报》写了一篇科普文章，"针灸可以治疗哪些眼病？"结果竟触发了广告效应，一下子来了大批各式各样的眼病患者，每次门诊都满满挤了一屋。我以往虽也治过几个眼病，但多是近视眼之类的常见病，用的也是眼周的常见穴。而现在所见的不少都是我从未听到过的眼病。记得其中有两个小朋友，都是女孩子，一个读小学一年级，一个才读幼儿园中班。得了相同的病，叫作视网膜色素变性，一个双眼视力只有 0.15；一个一只眼 0.4，另一只眼竟只有光感，离失明只有一步之遥，并且都有夜盲、视野缩小等情况。开始以为是近视眼，结果到眼镜店配镜根本无法纠正，后来经过多家大医院检查之后才确诊的。眼科医师同时告诉她俩的父母，这个病目前世界上还无有效的治疗方法和药物，而且，越小发病预后越不好。了解了这些情况之后，我急切地希望知道，张老师到底取用哪些穴位治疗呢？

面对一屋子满怀希望的患者，张老师显得从容不迫，在仔细诊察之后，他让我在病历本上记下一个个穴位名：新明 1、新明 2、上健明、球后、翳明、风池、上天柱、瞳子髎、攒竹等。我傻了眼，因为这些穴位中，我知道的只有 4 个，用过的也就 3 个，其他穴位是闻所未闻。

后来张老师告诉我，在难治性眼病治疗时，他特别推崇奇穴新穴。奇穴、新穴，目前统称经外穴。奇穴一般指 1911 年之前，古医籍中记载的不属于十四经脉上的穴位，而新穴则是近当代医家在实践中总结出来的一些穴位。新穴的概念有两种，一种是仅指体穴，一种则是广义的，涵盖了包括体穴在内的所有微针系统的穴位，如头穴、耳穴、眼穴、面穴等。他在实践中发现，如能选择性地用好经外穴，确有助于疗效的提高。在眼病治疗中更体现出这一点。由于受到科技水平等多种原因的限制，古代对眼病，特别是眼底病的认识还不像今天这样深入，加之眼区部位重要，针具制作也较粗糙，易被伤及等，古籍中所载眼眶内经穴仅睛明、承泣二穴，还分别被列为禁针禁灸之穴。如《铜人腧穴针灸图经》描述承泣："禁不宜针，针之令人目乌色。"但眼底病不仅繁多，且往往复杂难治，这些穴位很难满足客观需要。随着针灸实践的不断积累和针具的日趋更新完善，近半个世纪来，医学同行在临床实践中，摸索出不少行之有效的经外奇穴、新穴，包括一些眼区穴，如球后、上明、上睛明、上健明等，和一些非眼区穴，如20世纪50年代发现的翳明穴、60年代发明的正光穴和70年代李聘卿医师所发现的新明穴，以及80年代的临床上推广应用由上海针灸名家金舒白先生发现的上天柱。通过张老师总结，这些穴位，不仅疗效独特，如球后、上健明、翳明和上明穴治疗视神经萎缩和眼底黄斑病变，鱼尾、印堂为主治疗眼肌痉挛和眼型重症肌无力，正光1、正光2治疗近视、弱视等，而且其中即使是眼区穴位，相对于睛明穴等，也不易出现眼部血肿等针刺意外。

在运用经外穴时，张老师指出要格外重视每一穴位的具体针刺要求，包括针刺方法方向、刺激参数乃至针刺手法等，因为不少经外穴对此有特殊要求，它往往是获效的关键。如，在针法上，正光穴，一般主张皮肤针叩刺，球后穴多用于穴位注射新明穴，而印堂配百会要求加用弱脉冲电刺激，上天柱穴要求用徐进徐出的导气手法等。

当然，张老师也指出多用奇穴、新穴并不等于排斥经穴，这里所说的推崇经外穴是建立在应用经穴的基础上，从整体上来说，经穴还是主力军。就眼病而言，承泣、风池、攒竹、天柱等亦为常用效穴。

有一个病例很能说明问题。

2005年10月的一天，诊室来了一位姓赵的青年男子，他告诉我们，双眼一直酸胀，近距离视物不能持久已经有18个月了。

张老师让我进一步了解病情。他是一名公司白领，白天晚上几乎都与电脑做伴，由于长期持续近距离注视视频，以致眼过劳出现两眼干涩作胀疼痛、酸楚、溢泪、畏光、沉重而怕睁眼、视物模糊。最近症状加重，每天接触视频不到1小时，上述症状便加重，难以继续工作，兼有头晕头痛、泛泛欲恶、颈肩酸痛等，搞得痛苦不堪。因此只得辞去原来担任的财务总监，在近1年多的时间里到处求医，被多家医院诊断为视疲劳症。服用多种中西药物及接受理疗推拿等，均未见明显效果。

我又检查了一下，发现他神清体健、语言流利、双侧瞳孔等大等圆，对光反射存在。右裸眼视力0.3，左裸眼视力0.5，矫正视力均为1.2，眼底正常。舌质淡红，苔薄白，脉弦紧。

张老师的处方如下。

选穴：印堂、神庭、攒竹、承泣、丝竹空、翳明。

操作：令患者取正坐位，均用0.25mm×（25～40）mm毫针。印堂穴针尖向下，神庭穴针尖向上，平刺 1.0 寸，以局部有明显胀感为度。再取毫针使针身与皮肤呈 30°由攒竹穴斜刺向上睛明，进针 0.5～0.8 寸。承泣，针尖略向上直刺 1.3 寸，至眼球有明显酸胀感。翳明穴，针尖朝向同侧瞳孔进针 1.2 寸，以提插加小幅度捻转手法促使针感向前额区放散。针丝竹空穴时，以水平横透法透至鱼腰穴。两组透穴针尖均朝向眼周，在进针过程中应用轻巧的手法反复仔细探寻，以求得针感向眼眶内或眼角放射，要求眼眶及眼球内产生强烈的酸困肿胀感或流泪为准。然后均以快速小幅度捻转略加提插手法，每穴行针约 1 分钟。针后选择同侧两组透穴为一对，接通 G6805 电针仪，用疏密波通电 30 分钟，眼睑上有跳动，强度以患者可耐受为宜。

先取上方主穴治疗。第一次治疗结束起针后，自觉原有的视疲劳症状当即消失，但保持时间不长，次日接触电脑 2 个多小时后，症状重现。但经间日 1 次，两个疗程的针灸治疗，病情逐渐好转，并得到控制，注视视频、操作电脑的时间能持续 3 个小时以上。患者仍坚持每周至少 1 次治疗，经近一年治疗，电脑使用已可持续 5 个小时以上。之后，他又发现视频注视时间过久，出现眼眶上部有两处常感不适，于是又加针正光 1、正光 2 穴下方以 30 号 1 寸针，沿眶壁直刺 0.8 寸左右，并接通电针，用连续波，频率为 2Hz，强度以患者感觉舒适为度。每周 1～2 次，经两个多月治疗，诸症消失，每天已可使用电脑 7～8 小时。因看电脑时间过长，眼部偶有酸胀时，休息后就能恢复，不影响正常的工作学习。随访至今，未见复发。

这一验方，6 个穴位中，虽也取了翳明一个新穴和印堂这一奇穴，但另外 4 个均为经穴，表明经穴在难病治疗中的不可替代作用。

 ## 处方强调近取、中取

这是我在跟诊过程中发现的张老师治疗一些难治性眼病的另一特点。针灸的配方取穴分为三种取法，即近取、中取和远取。所谓近取，是指病位局部取穴；中取，是指离病位较近的部位取穴；远取，即离病位较远的地方取穴，也叫作远道取穴。张老师在临床上往往采用近取与中取相结合的方法。

我发现张老师治病极少用床，特别是眼病患者几乎都是采用坐位。这固然可以节省诊室空间，提高施治效率，但主要跟他近取、中取结合的处方原则密切相关。前面这些案例的选穴组方，就是中取与近取穴位相结合进行配方的一个典型。其中如：上健明、球疗、瞳子髎、攒竹、正光 1、正光 2，均为眼区或眼周穴位，为近取；而新明 1、翳明、风池、上天柱等为颈项穴，为中取。他告诉我们，中取选穴有两个十分重要的原则：一是穴位的主治功能与病症相符，这是基本要求；二是能通过一定手法，使针感达到病所，也就是古人强调的"气至病所"，这是特殊要求。他经常选用的四个用于治疗难治性眼病的"中取穴"操作手法，记述如下。

新明 1：位于耳廓之后下方，耳垂后皮肤皱襞之中点，或颞骨乳突与下颌支后缘间之凹陷前上 5 分处。

操作：以（0.25～0.30）mm×40mm 之毫针，左侧穴要求术者以右手进针，右侧穴要求术者以左手进针。针体与皮肤成 45º～60º，向前上方快速进针，针尖达耳屏间切迹后，将耳垂略向前外方牵引，针体与针身纵轴成 45º向前上方徐徐刺入。当针体达下颌骨髁状突浅面，深度 1～1.5 寸时，耐心寻找满意的针感，针感以热、胀、酸为宜；如针感不明显时，可再向前上方刺入 5 分，或改变方向反复探寻。针感可传导至颞部及眼区。手法均采用捻转结合小提插，以拇指、示指、中指三指持针，拇指向前呈等腰三角形旋转式捻转，针转幅度 2～2.5 转，针提插幅度 1mm 左右。强刺激每分钟捻转 100 次左右，中等刺激 80 次左右，轻刺激 60 次左右。一般仅运针 1 分钟后即出针。

翳明：在颈部，当翳风后 1 寸。正坐，头略前倾，在耳后乳突下方，按之有酸胀感处取穴。

操作：快速破皮后，用捻针法斜向耳后方进针，至刺入半寸左右时，患者局部可有麻木感，并出现眼睛发亮、视物清晰，即可留针，约 30 分钟后退出。如无此感觉，宜再进针 2～3 分，如不得气，宜改用中强度刺激用雀啄术，将针外提 3～4 分，再次捻进，反复 2～3 次。如仍无满意针感，应将针退至皮下，微移方向再按上述手法施行。注意刺激不宜过强。

风池：在项部，当枕骨之下，与风府相平，胸锁乳突肌与斜方肌上端之间的凹陷处。

操作：以左手按准穴位，右手将针速刺或捻转进穴，针尖宜朝同侧瞳孔直视方向，进针 1～1.5 寸，用提插捻转手法，使针感逐步向眼区或前额放射，然后向下插针 1～2 分深，拇指向前捻转 3～9 次，即可产生热感，如无热感向眼区放射，可反复进行 3～5 遍。留针。

上天柱：天柱穴上 5 分。

操作：针尖向同侧瞳孔方向或向鼻尖作 70º内斜，进针 1.3～1.5 寸，反复使用徐出徐入手法，反复探寻，促使针感到达前额或眼区。

上述经验是张仁老师在长期的眼底病治疗中获得的，配合中取的这些穴位不仅较单独用眼区穴治疗效果显著，而且也更安全。

在跟师过程中，我还发现后来他将此种配穴法应用于多种病症的治疗。如三叉神经痛，中取新明 1、听会为主穴，扳机点为臣穴，合谷等远道穴为佐使穴；又如颈椎病，中取大椎、天柱、风池，结合局部病灶处（相应颈椎夹脊），配合曲池等穴；内分泌浸润性突眼症，中取上天柱，结合近取眼区穴，配以远取四肢穴等。

而使我体会较深的还有下面几个案例。

一例是子宫内膜异位症继发的痛经。患者姚某，43 岁，她经行腹痛已有 10 余年，以往症状较轻，近 4 年来不断加重。每于月经来潮前下腹部疼痛，并逐渐加重，疼痛呈阵发性，发作时十分剧烈，难以忍受，渐渐转移到腰骶部，且常放射至肛门和会阴部。月经干净后疼痛减轻，但始终隐痛缠绵不尽。经本市某妇科医院用B超及腹腔镜检查，确诊为子宫内膜异位症。虽经多方中西药物治疗，但效果不明显，且有逐渐加重之势。因惧怕手术治疗，通过同事介绍前来求治。

对于这个病，我并不陌生。子宫内膜异位症是指本该生长在子宫腔内的内膜细胞种植在不正常的位置而形成的一种女性常见妇科疾病。而痛经是子宫内膜异位症最典型的症状。可以发生在月经前、月经时及月经后。严重时，这种疼痛往往难以忍受，即使大量使用止痛药有时也无济于事。以往我也曾经碰到过多例子宫内膜异位症继发的痛经患者，按照原发性痛经的常规针灸方法治疗，结果以效果不显告终。今天再次碰到这类病案，真想见识张老师的治疗方法。

听完了患者的病情介绍，张仁老师仔细检查了一下，患者面色偏暗，舌质紫有瘀斑，脉沉细。患者急切地说：张医生，您不知道，这个病痛起来简直要命，拜托您了。张老师谦和地说："我们试试吧。"

张老师选用了次髎、气海、地机、三阴交、血海穴。先俯卧针次髎，得气不留针，继取仰卧位，针其余穴位，诸穴得气后气海、地机（一侧）接通电针仪，连续波，频率6Hz，强度以患者可耐受为度，留针30分钟。针后，患者自觉症状减轻，发作次数减少。但治疗4次后，又有复发之势。在第5次针刺时，在治疗过程中，患者腹痛突然发作，且异常剧烈，无法继续留针。当时询及，正值经期，经行量少、色暗有块。结合舌象有瘀斑、瘀点及舌下静脉曲张，表明血瘀明显。疼痛牵及腰骶，腰骶部痛甚。故当即张老师令我去针，让患者再作俯卧位，在阿是穴（骶尾部）以皮肤针重叩出血，用大号罐吸拔。约3分钟之后，腹痛竟霍然消失，患者如释重负，笑逐颜开。

之后，即以腰骶部次髎穴或阿是穴予刺络拔罐法为主，结合上述针刺、电针方法进行治疗。每周2次，不计疗程，共治疗半年左右，症状完全消失，内膜异位囊肿亦明显缩小。

在总结这一病例时，张老师问我："你从这次治疗中是否有什么新的发现？"我胸有成竹地说："本病是因其痛经、月经不畅、紫暗有块、舌质瘀斑、瘀点及舌下静脉曲张等临床特点，说明其病机为气滞血瘀，故治疗当以理气活血为主。次髎为膀胱经穴，八髎之一，是理下焦之要穴，加任脉之气海，理气而行血；地机，为脾经之郄穴，可理血活血而止痛。三阴交、血海均属脾经，取之亦重在加强统血行血之功。所以取效。"

张老师摇摇头说："我问的是有什么新的发现？"我一时无以为答。

张老师语重心长地说："这个病例，我们走了点弯路。主要是初起在配方和操作上，我是重在近取和远取相结合，即腹部穴和下肢穴为主，虽也选了腹背相对的中取穴次髎，但在操作上只是得气不留针。因着重理气活血，结果只能起一时的作用。后来由于病情反复，从舌质和经量及病程久，考虑到本病以瘀为主。才想到重用次髎（或阿是穴），在操作上以刺络拔罐之法，着重于祛瘀，竟获良效。次髎位于腰骶部，与病部位较近，又因腰骶部与督脉、足少阴肾经关系密切，督脉与冲脉、任脉同出胞宫，'一源而三歧'，故次髎穴有调理冲任、理气活血、祛瘀止痛之功。可见，本病的选穴配方，亦因强调中取配合近取而取效。"

另一个病例是一位出租车司机，每次很晚来到诊室，面色㿠白，精神沉郁，情绪低落，总是避开众人，悄悄单独地与张老师聊其病痛，且要求独居一室接受针灸治疗。后来了解到他是因射精不能症来求治。结婚数年，为此不育，曾去多所医院检查治疗并接受过性心理咨询，均未获效。对这类不育症，张老师早在20世纪80年代的医案里就有阐述。

其验方为：秩边、肾俞、关元、曲骨。

操作：上穴均取。先以0.3mm×40mm毫针针肾俞，得气后施以烧山火手法2分钟，出针；继针秩边，以0.3mm×125mm毫针略向下、向内斜刺，缓慢进针，使针感放射至小腹或会阴，轻捣10余下，增强得气感后出针。继用0.3mm×40mm毫针针关元、曲骨、横骨，宜使针感放射至阴茎头部。腹部及下肢穴，留针20分钟，隔5～10分钟行针1次。

该患按此验方取穴治疗后，病情逐渐好转，两个月后停针。不久得知其爱人怀孕。

性交不射精症，多有腰疲乏力、畏寒怠惰等症。故治疗以补肾壮阳为主。取肾俞以温壮肾阳，秩边为膀胱经穴，肾与膀胱互为表里，此二穴有加强壮阳之功。关元为足三阴与任脉之会，为历代强壮要穴。曲骨为任脉与足厥阴肝经之会，肝肾同源。此两穴对调节生殖功能有效，所以上穴合用而能起到标本兼治的作用。

上述配方也充分体现了中取与近取相结合的特点：即以背部穴为中取，腹部穴为近取。张老师尤其要求，不论中取穴还是近取穴，在操作上只有达到他反复强调的"气至病所"才能获得明显的效果。关键要掌握秩边和关元、曲骨之针感，前者务使至小腹或会阴，后者务必达阴茎，否则可影响效果。其中秩边穴针刺时，要反复探索深度与方向，张老师指出，因为秩边穴可以出现三种不同针感，一为局部酸胀，一为向足部放射的酸麻感，一为向会阴或小腹放散的针感，一定要仔细辨别和选择。腹部二穴，针尖宜略向会阴部位，通过反复提插探寻，一般可以获得向下放射之针感，注意刺激宜轻。不可猛捣重插，以免影响疗效。另外，本病多与精神因素有关，向患者多宣传性知识，帮助其树立信心，也殊属重要。

还有一类中取与近取结合的类型。且看以下病例。

这是多年前的事了，诊室来了一位中年男性患者。他告诉我们两耳听不清声音已经1个来月了。他在近1年一直有耳鸣，伴腰酸乏力，因为症状不重并未引起重视。最近，因工作劳累，又一次生气发怒，症状加重。上个月闻爆竹声后，出现左耳闷，听力下降，次日两耳听力基本丧失。到五官科就诊，听力计纯音测听检查，双耳平均听阈均在80分贝左右。双耳鼓膜无异常，拟诊"神经性耳聋"，给予药物治疗。但至今耳聋不减，故转来求助于针灸法。

张老师检查了一下，发现患者情绪烦躁、焦虑不安，两耳听力基本消失。舌质红，舌苔薄，脉弦紧。

张老师用以下处方：完骨、听会、翳风、晕听区。

操作：主穴均取，配穴每次取一穴，两穴轮用。主穴取患侧穴位，配穴双侧同取。完骨穴，嘱患者正坐，头略向前倾，选用 0.30mm×75mm 毫针。进针时，针体与颈部呈 60°夹角，向同侧目外眦进针，进针速度宜慢，如遇阻力，可略退针再变换方向刺入，深达 50～55 mm，至患者自觉耳内有麻、胀、痒、热感或耳内有鸣响感、豁然开朗的通气感为得气。如无这一针感，可反复探寻，直到有满意针感为止。用平补平泻快速捻转加小提插法 0.5～1 分钟，至针感强烈后留针。翳风、听宫穴，令患者略张嘴，摸得凹陷处后，以直径 0.30mm×50 mm 毫针直刺入并迅速进针 40～45 mm，以局部和耳道内有明显胀痛感为度，亦用上述手法运针半分钟。晕听区以 0.30mm×40 mm 毫针，快速刺入帽状肌腱后，自前向后平刺 38mm，以 120 次/分钟速度快速捻转 1 分钟。留针期间，两个主穴为一对，分别接通电针仪，连续波，频率 2Hz，强度以患者可耐受为度。通电 30 分钟。每周治疗 2～3 次。

患者经按上述验方操作，每周治疗 3 次。第 1 次针后，耳闷减轻，隐约有听力。第 3 次针后，左耳已能听到较大声音。10 次后，双耳听力明显恢复，听力计钝音测听检查，双耳平均听阈分别提高 20 分贝，但偶有耳鸣、头晕。改为每周 2 次，又治疗 20 次后，听力基本恢复（因患者不愿意再做听力测听检查，缺乏具体数据），耳鸣、头晕未再发作。

本例也是采用中取（完骨、晕听区）和近取（翳风、听宫）相结合的配方而取效的。神经性耳聋的病因，多因六淫外袭、药邪毒害、情志失畅等致经气不宣，气血瘀滞、耳道被阻、清宫受蒙而失聪。其中，中取穴完骨属足少阳胆经，但通过气至病所手法，使针感直达耳内而起通经利气、发蒙振聩之效。而晕听区，为头皮针穴，耳聋为其主治病症之一。本方表明，中取穴可为传统经穴，也可采用微针系统的穴位，关键在于根据证情选用。张老师也提到完骨穴的操作有一定难度。初针者，宜反复探寻，动作要轻，如遇阻力，可略变换方向。如难以达到满意针感，也不必强求，逐步在实践中熟练技术。

 ## 具体问题具体分析（不是铁板一块）

张老师倡导配方取穴以中取、近取为主，但在临床实践中也不是铁板一块，而是依据病症的具体情况而定。我曾亲眼目睹这样一个病例。

2013 年 6 月 14 日，一个周五的下午，我照例跟师出诊。这天来了一个表情异常痛苦、沉默寡言的 60 多岁的老年患者，由爱人和女儿扶着进门。原来，患者数日前因生气后，出现右眼胀痛不适，曾用热敷及滴消炎眼药水无效，后

出现视力骤降，右眼球剧痛，后经本市某三级专科医院检查，测眼压右眼为
54mmHg，左眼为18mmHg。诊断为：急性闭角型青光眼（右）。因眼压过高，
建议先行降压治疗再行手术。但经滴降压眼药水和输液等治疗5天，眼压仍居
高不下，头颞部胀痛等症状未减，更要命的是这些天来彻夜不眠，痛苦难耐。
他有一位亲戚是我们中医系统的中医师，亲戚知道张老师用针灸治疗眼病效果
显著，故推荐其用针刺降眼压和缓解症状。他就是在万般无奈之下抱着试一试
的态度而来。

张老师仔细询问了病情后，略略沉思了一下。处方如下：新明1、球后、上
健明、太阳、目窗、天柱、风池。这原是一组以中取与近取相结合用于开角型青
光眼的穴方，效果肯定。因为患者失眠就在此处方基础上加用安眠穴。因为考虑
到头颞部剧痛，在针刺时，右侧太阳穴以0.30mm×50mm之毫针沿皮透向率角，
进针1.8寸。第二天复诊，患者和他的妻子一前一后进来，他妻子笑着说："头部
胀痛只有一点点了，昨晚一觉睡了6小时。"我发现患者精神好多了，不像昨天
那样萎靡不振。"不过，"妻子有些忧虑地说："刚才去测量过，右眼眼压仍然很高，
为50mmHg，左眼倒正常，只有16mmHg。"她叹了口气，"眼压不下去，不能做
手术啊！"

我既为针灸有效而高兴，也为眼压不下降而担心。我发现张老师也在思索着。
过了一会儿，张老师忽然嘱患者脱掉双脚的鞋袜。我有些奇怪，因为张老师针灸
治疗眼病一般只用眼区和头颈部穴，即强调穴位的中取和近取，偶而也用小腿部
的穴位，如光明等，但极少用足部穴。只见张老师用0.30mm×40mm之毫针在双
侧行间穴针尖略向足趾部快速刺入，以提插加小捻转泻法反复运针各1分钟左右
留针，其余穴位仍按昨天的处方，均留针30分钟。

第三天来时，患者脸上出现了难得的笑容，他妻子高兴地告诉我们，右眼眼
压降至24mmHg，诸症进一步减轻，张老师仍然用前一天的处方。第四天来时，
右眼眼压更降至17mmHg（正常为低于21mmHg），患者也非常激动地说："没想
到针灸效果这么好！回想起来真是太痛苦！太可怕了！五官科医院有很多闭角型
青光眼的患者，眼压没法降下来，捧着眼睛痛哭啊！"第五天，患者再未出现。张
老师不放心，专门打了个电话给他那位做医生的亲戚，结果，亲戚一选连声道谢，
说因为眼压降至正常，医院已让他做手术了。

大概在1个月之后，患者一个人又来张老师处就诊。他说青光眼手术后恢
复良好，但由于早期拖延了一些时日，术后视力很差，仅为50cm/指数。因体
会到了针灸治疗眼病的益处，他想继续治疗，一来想巩固疗效，二来想恢复视
力。因其眼压已恢复正常，张老师在针刺时去行间，1个疗程后（3个月），视
力恢复至0.12。

目睹这一患者治疗的全过程，我为针灸作用的神奇而倾倒。但也有些不解，
我询问张老师，为什么要选用行间穴。张老师微笑着说："用行间降眼压不是我发
现的，早在20世纪50年代就有专门报道。至于行间为什么能降眼压，这一患者

患青光眼是因怒伤肝所致，针足厥阴肝经之荥火行间穴，可使上逆之肝气下行。"张老师接着强调，我主张中取近取为主，除重在疗效外，还与精简穴位和减少患者不必要的解衣、脱鞋等麻烦有关，但一切还应当以取效为目的。这一例重用远道穴行间，也是这个意思。行间穴降眼压不仅仅有经络理论指导（属足厥阴肝经之荥火行间穴，可使上逆之肝气下行）；但更重要的是它还经历过实践的检验。张老师特别强调此穴早在20世纪50年代，就有降眼压的临床观察和实验研究的资料。这一病例更证明这一点。

（刘　坚　徐　红）

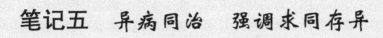

笔记五　异病同治　强调求同存异

今天是周日，是每月 1 次张仁工作室活动的日子。宽敞的会议室里，济济一堂。以拟定的病案为讨论的主题，我们准备了平日在临证中的一些病案，利用这一休息日请张老师为我们解疑释惑。

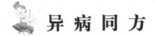

异　病　同　方

我首先介绍了近期发生的两个病例。

▶ **案例一　——眼底出血**

徐某，男，56 岁。

无明显诱因发现右眼前黑影飘动 3 天，不伴视力下降、视物模糊，有闪光感，伴视物遮挡。即前往某三甲医院眼科就诊。经查，左右眼视力均为 1.0，左右眼压为 12 mmHg、13mmHg，双眼外睑无下垂，无红肿，无倒睫，双眼结膜无充血，角膜透明，PL（－），KP（－），前房深浅可，晶状体有混浊，眼底视网膜平，C/D 0.3，黄斑中心凹反光存在，右眼底颞上静脉栓塞，血管旁出血灶。诊断：眼底出血，后经眼底荧光血管照影、OCT 等检查确诊。予血管扩张药胰激肽原酶肠溶片、复方血栓通胶囊等活血化瘀药治疗后，效果未显。发病 1 个月后，右眼视力开始下降，不久黄斑后极部出现水肿。曾先后采用激光治疗两次，亦无效。鉴于黄斑水肿，眼科医师建议使用抗新生血管生成药物雷珠单抗注射液，眼内注射治疗每月 1 次。由于其疗效不确定，需注射治疗多少次亦难肯定，且此药价格昂贵，每支近万元，患者经慎重考虑后拒绝此治疗方法，由同事介绍慕名前来张老师处接受针灸治疗。针灸初次就诊时已患病 3 个半月，右眼视力跌至 0.1，右眼注视时内下区域为盲区，视物不见，黄斑后极部水肿。患者因工作原因，每周只能针刺治疗 2 次，但经张老师 2 次针刺后，就诉说右眼视物较前明亮许多。四诊时，右眼内下角盲区部位能看见一个黑影轮廓。随着针刺继续，黑影渐渐缩小且变形成曲线。经 10 次针刺后复查右眼裸眼视力，已提高到 0.7，但仍还有一小块黑影。复查眼底荧光血管照影，眼底出血明显吸收，OCT 复查，黄斑水肿已有显著好转。目前还在继续治疗中。

▶ **案例二——弱视**

上月诊室迎来了刚从澳洲回国的 5 岁"老朋友"小桐桐。10 个月不见，小桐桐较前腼腆了许多。本来他一进诊室就应该用他那奶声奶气而又流利的上海本地话，与医生护士和病友们打招呼，这次却躲在爸爸身边，对着我们傻笑，圆溜溜的大眼珠转动着，好似正寻思如何与大家打招呼：是说 Hello 呢？还是侬好！

小桐桐出生不久随父母去澳洲生活，快3岁时，妈妈发现他斜视，经当地医院检查确诊，双眼弱视（兼有散光）。而予配戴眼镜，遮盖疗法，但经过一段时间的治疗，效果不明显。焦急中桐桐妈妈让上海的家人打听沪上治疗弱视的专家，自己也在网上迅速查找适合给桐桐治疗的专家，结果都找到了张老师。为了桐桐的眼睛，妈妈陪桐桐回国，开始尝试针灸疗法。小孩看到针总有些害怕，3岁半的桐桐也不例外。第一次，坐在妈妈身上，含着眼泪接受了治疗。可第二次，就勇敢地自己坐在诊治椅上让张老师针刺。不过，每次针前，总不忘学着外婆的本地方言（沪语），请求张医生，针挑细些短些，针打得轻点。桐桐治疗半年后，斜视基本消失，双眼矫正视力从0.2、0.3提高到0.7。不久，妈妈有事要回澳洲，小桐桐只能终止治疗，回当地生活、上学。但10个月过去，桐桐视力并未有好转趋势，双眼矫正视力波动在0.6～0.7。桐桐妈妈记得张老师曾说过，弱视治疗的成败与治疗年龄密切相关，年龄越小，疗效越高，成人后则治愈基本无望。想想其他小朋友经过一年半载的治疗，都已治愈，矫正视力都达到1.2～1.5，可小桐桐只有0.7。情急之下，桐桐父母决定回国继续接受针灸治疗。由此，可爱的小桐桐再次来到大家的面前。

这两个病例，一个是眼底出血，另一个是弱视。病症不一样，年龄不一样，但张老师的针灸处方却基本相同。针刺都选用了新明1、风池、上健明、球后为主穴，新明2、翳明、天柱、上明、承泣为配穴。梅花针叩刺正光1、正光2。王不留行籽贴压耳穴神门、肝、肾、眼、目1、目2。

这是为什么？张老师能否对此做些讲解？

张老师笑着说，这是我临床上长期总结的一条经验，叫作异病同治。他接着解释说：病治异同是中医学辨证论治的一大特色，包括"同病异治"和"异病同治"两个方面。由于中医学对疾病诊疗的着眼点主要放在"证"上，其对疾病的治疗原则可以认为是"病机中心说"，既不同于辨病治疗，又不同于对症治疗，临证之时，求因、定位、审性、度势，都是求得"病机所属"。异病同治法则是建立在辨证论治的基础上的，其根本就是证同治亦同，即：疾病异—证候同—治疗同；疾病同—证候异—治疗异。证是决定治疗的关键。"异病同治"是后人根据"同病异治"的精神和临床治病的实际情况，提出的相对语句，其含义是指不论病种是否相同、症状是否一致，只要其病因、病机、病位等相同，就可采用同一治法进行治疗。"异病同治"实际上是辨证论治的必然结果。上面举的这两个例子属异病同治中的异病同方。

虽然这些眼病为异样的眼部表现，体现不同的临床症状，但其病位相同，均在眼底，中医学认为病机前者多因伤于七情，肝气郁结，恣酒嗜辛，胃热蕴积，营气不从，后者或因先天秉赋不足，肝肾精血亏损，或因后天脾胃虚弱导致气滞血瘀，阻塞眼络，或因劳瞻竭视，暗耗真阴，阴虚火亢，上损神珠，阻碍神光发越，发为本病。均为眼络脉道气血不和，瘀滞失畅，精微不能上输入目，目窍失于濡养。针灸治疗当疏通脉络，化生气血，确保精、气、血、津液能上达于目。

故治疗都可选用调整目系气血、疏通眼底脉络的方法，达到血脉通利，濡养神珠的目的。张老师通过大量临床实践，对这些难治性的眼底病总结出一个基本方，即：新明1、风池、上睛明、球后。此基本方，以中取和近取相互配合运用，能起到通畅气血、濡养神珠的作用，使目明而充沛，视物清澈明亮。除上述病症外，黄斑变性、视神经萎缩、眼底出血等是不同的眼底病，甚至一些外眼病，也可采用这一基本方。

张老师指出，由于是不同的眼病，不仅症状不同，而且其本质仍有所差异，所以张老师在此固定组方的基础上增加不同配穴。如：视神经萎缩加新明2、上明；视网膜色素变性加翳明；眼底黄斑变性加天柱、承泣（与球后交替使用）；眼底出血加太阳等。

说到这里，大家也回想起临床上确实是如此。几年前有一位从四川来的中年僧人，因做法事劳累，导致右眼视网膜静脉周围炎，玻璃体积血。视力猝然下降至只有眼前10cm指数的程度。虽经当地医院积极对症止血、消炎等治疗，病情得以控制，但视力始终未见好转，多处治疗无效。半年后，经张老师在针刺新明1、上睛明、风池、球后等基础方上加了活血化瘀的太阳、新明2穴。每周针治3次，通过5次的治疗，右眼视力开始逐渐恢复，两个半月后，视力恢复到0.9。

异 病 同 穴

这时候，坐在我旁边的小皋医师有些奇怪地问："张老师，我发现您新明1穴在临床上用得最多，而且主要用于眼病，可临床上为什么也用于治疗其他病症，有时候还特别神？"大家来了兴趣，请她介绍如何个神法。于是，小皋医师述说了不久前碰到的面肌痉挛病例。

曾某，男性，65岁，左侧面部肌肉阵发抽动已有5年之久。5年前他不明原因出现面颊部抽动，当时症状不重，他并不在意。但后来越抽越厉害，有时甚至因面部肌肉痉挛，夜不能寐。于是到处就医，先后用过肉毒杆菌注射治疗、针灸治疗，但都没有取得持久、满意的疗效。他已经失去信心。这次是他的媳妇从网上查到张老师有治疗本病的经验才硬拖着他来的。在该患者等待治疗的时候，小皋医师先询问其病史。不料这位患者初次接触时可谓相当"不好惹"，面色不善，神情不耐地回答着医师的询问，带着失望和烦躁不安简述着疾病的始末。

小皋医师完全理解患者心情。面肌痉挛是一种发病因素不明确的疾病，目前尚无有效根治之法，西医常用肉毒杆菌注射，有一定效果，但治标不治本，不久就容易复发。针灸治疗这类病例中，发病时间短的效果通常都比较好，而发病时间长的，取效就难说了。张老师向来谦和，治疗前跟患者说："我们试试看吧。"

患者不冷不热地答道："我现在也只能死马当活马医了！"

张老师先取印堂、百会两穴，以1寸针斜刺，进针深度约0.5寸，使患者感觉局部酸胀即可。印堂、百会这对配穴有镇静安神之功，既针对了面肌痉挛神经异常兴奋的病因，也考虑到了患者夜寐不佳的症状。接着张老师观察了患者面肌抽动的情况，以两根1寸针同时浅刺了左侧的四白穴。"这个穴位是面肌痉挛的验穴，很多患者用多针浅刺此穴后面肌抽动会有所减轻，甚至消失"。张老师边治疗，边讲解道。同时观察病患者面部抽动的变化，然而令人遗憾的是，这位病患可能病程较长，双针浅刺四白穴并未取得预期的效果。此时仿佛听到患者轻叹了口气，似乎对验穴也无效感到了沮丧。

张老师继续专注地治疗，取出1寸半的针，直刺新明1，这个穴位常用于各种眼病的治疗，选取此穴也是鉴于患者面部抽动时伴有眼部肌肉抽动。只听到患者"呀"的一声，"这针感好强，都胀麻到脖子了！"大家感觉奇怪，新明1的针感通常是往太阳穴或眼部放射，没听过往颈部的。"脸好像不跳了！"患者将信将疑地说道。再观察患者的脸部，果真刚才频繁抽动的面肌竟然纹丝不动，张老师继续用平补平泻的手法加强新明1的针刺效果。"脖子胀麻的感觉没了"患者说道，随着他话音刚落，面肌又开始一阵阵抽动，患者也随即觉察到了这个变化，神情又是奇怪，又是失落。张老师再次调整了针刺的方向，这次针尖有目的性地向着牵正穴的方向，以导气的手法刺激穴位，果然患者再次感觉针感向左侧锁骨中线的方向放射，胀麻感到达近第二肋的位置。一出现这样的针感，面部抽动立刻也停止。真是奇特的现象，这在小皋医师见到老师治疗过的面肌痉挛病例中还是第一例。虽然暂时不明白新明1产生如此针感和效果的原因，但如此神效真是神了！老师又以导气手法加强了这个针感。

随后又针刺了治疗面肌痉挛的常用穴位，牵正、鱼尾，阳白透刺鱼腰穴，患者感到局部酸胀，未再有不寻常的针感。针刺后张老师嘱留针60分钟，不用电针。留针期间，助手不时观察患者面肌痉挛情况，得知已几乎很少抽动。第一次治疗结束后，患者的面貌焕然一新，本来板着的脸，已经堆满了笑容。5年疾病缠身，长久绷紧的神经，一下子得到释怀，患者连连道谢。张老师嘱咐患者每周治疗2～3次，巩固疗效。

二诊时，患者自述治疗一次后，面肌痉挛明显缓解，每日可能只感觉抽动几次，每次抽动的时间也明显缩短。最重要的是近一月来的失眠情况消失了，自身的紧张烦躁情绪明显缓解。张老师维持了一诊时的治疗方案。

三诊时患者的不适又继续改善，张老师依症辨证后，拟定了治疗方案。主穴为印堂、百会，患侧新明1、率谷，这两组穴位要求加电脉冲。配穴为上述的常用穴位，针刺后不加电脉冲。整个治疗采用电针30分钟后，再留针30分钟。

这位病患的治疗目前仍在继续中，效果非常稳定。

她说到，对新明1穴的多用途，我也深有同感。张老师在治疗三叉神经痛时也是选用新明1穴为主穴。

唐教授，男，55 岁。因左侧面颊部、唇上方阵发性、电灼样剧痛反复发作 1 年而特来就诊。始以为牙病，多次口腔科诊治未效。以后发作渐频，痛势更甚，每因劳累、说话、进食、洗漱时常引发疼痛，昼夜皆作，入夜加重，难以安卧，饮食困难。经某三级医院诊断为：三叉神经痛（左侧下颌支）。曾服用镇痛药、卡马西平及曲马多，效果均不佳，疼痛未能控制。由于难以坚持上课，经人介绍而来尝试针灸治疗。记得，唐教授第一次来就诊时，阴沉着脸，表情异样痛苦，用手捂着左面颊，张口也感觉困难，不愿多说一句话。左侧鼻翼下、下颌部触摸时可引发疼痛。舌质红，苔薄黄，脉弦。

我清晰地记得，张老师在为唐教授针疗时，第一针选的就是新明 1 穴。张老师左手轻轻拉开唐教授左耳垂，右手持 40mm 长的毫针，对准新明 1 穴，快速刺入，然后缓缓行提插捻转手法 2 分钟。另外，还选用了下关、听宫等穴，尤其是扳机点（位于禾髎、夹承浆处）行排刺法。留针 30 分钟。当结束治疗，我替他起针时，唐教授就感觉疼痛明显减轻，脸上也露出笑容。间日唐教授再次来针治，只见他笑嘻嘻地步入诊室，看见我就说："小刘，你老师水平真高！大前天针灸后，疼痛就减了大半，晚上也睡得安稳，次日给学生上课也能多说些话。可能因为话说得太多，今天又有点痛。所以下了课，推辞所有应酬赶忙奔来扎针治疗。"

张老师建议唐教授每周至少治疗 2 次，可因唐教授工作较忙，未能有规律针灸，但经过近 20 次针治，疼痛基本缓解，停用西药，偶因劳累、说话等诱发，且此疼痛尚能忍受。为巩固疗效，再加用野木瓜注射液，每周 1 次继续治疗。经一年左右的治疗观察，症状完全控制。

所以，我们请张老师解释一下，本来专用于治疗眼病的新明穴为何也可用来治其他的病？

对此，张老师笑着说，这也是异病同治的内容之一。前面说的是异病同方，这里叫作异病同穴。异病同穴，是指不同的病症，常可用同一主穴治疗。他告诉我们，异病同穴除了用于一般针灸书籍所载的属同一主治范围而不同的病症外，还可用于以下两种情况。

一种为属于相同或相近部位上的不同病症。如风池穴治眼病、头痛、颈椎病；秩边穴治前列腺肥大、坐骨神经痛、遗尿等。前面提到的新明穴，是 20 世纪 70 年代针灸工作者在自身实践中发现的新穴，其中新明 1 穴，位于耳垂后皮肤皱纹之中点，翳风穴前上 5 分。新明 1 穴最初用于治疗中心性浆液性视网膜脉络膜病变。其针感强烈，具有益气化瘀明目作用，后来张老师延伸推广应用于治疗相同部位不同的眼底疾病。张老师在实践中发现，此穴不仅对各种眼病有显著疗效，还对难治性面神经麻痹、面肌痉挛、三叉神经痛亦有满意疗效。

我就亲身经历过几例周围性面瘫治疗的病例。其中有一位陈老师，70 多岁，是一名退休的音乐教授。她在澳大利亚女儿处居住期间，因海边游泳受风出现右侧面部歪斜，右眼不能完全闭合，鼓腮漏气，露齿困难，当地医院各确诊为周围性面神经麻痹。经用多种西药，如激素、地巴唑、B 族维生素等药物及理疗等治疗两个多月未见效，又找当地华人开办的针灸诊所用针灸治疗（取穴不详），隔日1次，又经一个月多的治疗，症状仍未见改善，因此转来张老师处就诊。张老师就是以新明1穴为主穴之一，另取夹承浆（或地仓）透人迎、禾髎透颧髎、阳白（或攒竹）透鱼腰、睛明等穴，每周3次，经两个月治疗，面瘫明显改善。后随症变穴，加用局部拔罐、穴位注射等法，每周2次，再经6个月治疗，面瘫基本恢复。重返澳大利亚时，她带着孙女专门来门诊道谢、道别。

另一种为处于同一经脉或相邻经脉的不同病症。如天柱穴，由于其属足太阳经，内邻督脉之风府，外近足少阳之风池，挟持三阳之经气，而阳经均会集于头部，"其精阳气上走于目而为睛"，天柱前对眼球，足太阳又源出眼区，所以天柱与眼球关系密切，具有通窍明目、清瘀散结之功能，从而疏导眼部气血之凝聚，是治疗眼底病要穴。同时，天柱穴位于颈项而属阳经，针刺此穴位，可起到振奋阳气、祛寒活血、调理颈肩背经络气血运行的作用，能治疗颈椎病。早在《针灸甲乙经》中就提出"项直不可顾，暴挛足不任身，痛欲折，天柱主之"。又天柱穴虽位于项后，但与甲状腺前后相对，有近治作用，是治疗甲状腺功能亢进的验穴。对甲状腺功能亢进引起的突眼症，也多取治该穴。所以张老师在临症时，常取天柱穴治疗眼底病、颈椎病及甲状腺功能亢进等多种病症。

甲状腺功能亢进患者中，让我印象最深的就是赵阿姨。由于她是早年赴新疆建设的支边青年，经历较为坎坷，心情一直不舒畅，常常为些琐事扯大嗓门与周围人吵架，连我们这些张医师的助手也时常要被她教训一番。

赵阿姨因左侧"甲状腺囊性变"，在当地职工医院行手术治疗，术后不久，发现时有心悸、入睡困难，伴有多汗、心烦易怒、全身乏力、逐渐消瘦，经上海某三级医院检查，发现与甲状腺功能相关的检测指标明显异常，被确诊为"甲状腺功能亢进症"。从此接受药物治疗（地巴唑等），药后尽管心动过速一度得以减缓，心率由90~100次/分减为72次/分，失眠亦好转，但甲状腺仍Ⅰ度肿大，且双侧眼球逐渐突出，历时两年余。近半年来，因诸事不顺，症状又有复发。虽经服用中西药物，心悸、多汗、乏力亦未见改善，脾气更见急躁易怒，又因左上眼肌麻痹，而出现复视，焦急万分，慕名前来求治。张老师就是以天柱、人迎、上睛明、内关、足三里、间使、三阴交等穴治疗她的甲状腺功能亢进症状，鉴于复视又加用鱼尾透攒竹、攒竹透上睛明（得气后连接电针仪，用疏密波）。每周2次。针治10次后，心悸、多汗、乏力等症状明显改善。治疗半年后，甲状腺肿消失，突眼明显回缩，眼球突度从原来的左18mm、右16mm均回缩到13mm，双眼已可闭合如常人。甲状腺功能亢进指标全部恢复正常，左眼睑麻痹痊愈。为了巩固疗效，每周1次，继针治半年，临床痊愈停治。随访十余年，至今未见复发。治疗期间，张老师不仅以针技让患者佩服，更给予心理安抚，以类似的支疆经历，经常开导她，使其心情大为好转。赵阿姨也说只要看见张医师脾气也就没了！她常常把针后情况反馈给我们，有一次考虑天柱穴针刺久了，改针风池穴，她就明显感觉效果不灵。等下次针治时再换回上天柱穴，才使她感到满意。

异 病 同 法

张老师对异病同穴的一番讲述，让我又有了新的疑问：在跟随张老师门诊时，有两个完全不同的病例，一个是眼肌痉挛，一个是眼肌麻痹，我发现张老师用的是同一种刺法。这立即引起大家的兴趣。于是我介绍了这两个病例。

第一个是大约三年前，一位身材瘦高的老先生，由一位护士搀扶着跌跌撞撞地走进诊室。原来他在两年前得了个双眼睁不开的怪病，开始只是上眼皮一阵阵不自主抽动，并不在意，后来越抽越厉害，特别是在注视人、物时出现阵发性两眼睁开困难，越是精神紧张、情绪不佳时，越是症状严重。往往过马路走到一半，突然眼皮抽搐睁不开，所以外出都要妻子陪伴。曾到处治疗，包括吃药、打针，效果都不好。今天他是来看中医，因为妻子有事不能陪他，刚在上台阶时，脚抬到一半，眼睛突然闭住，一下踏空，结结实实摔了一跤。护士发现后，赶快将他扶起，并介绍至我们的针灸门诊。张老师仔细问了一下病情，检查了患眼。思考一下之后，拟定以下针灸处方。取穴：风池，攒竹透刺上睛明，阳白透鱼腰，印堂、上天柱。

张老师做了如下操作：风池穴用直径 0.30mm 的 1.5 寸毫针，依上述针刺要求操作，经反复提插捻转直至有针感向前额或眼区放射，然后留针；上天柱向同侧瞳孔方向进针，用导气法，使针感向眼处放射；攒竹穴，用透刺法，即取直径 0.30mm 的 1.0 寸毫针，由穴区上 0.5cm 处，向上睛明透刺 0.8 寸左右，捻转得气后留针；用同样毫针向阳白穴针刺时，针尖向鱼腰穴方向透刺，行捻转手法，使局部产生热胀感；印堂穴针时针尖向下斜刺，亦用轻巧的手法反复捻转，以求得针感。针后攒竹穴、阳白穴为一对，接通 G6805 电针仪，用疏密波，频率 200 次/分，上眼睑向上拉动，强度以患者可耐受为宜，两对穴各通电 30 分钟。

去针后，他立即感到沉重的双眼皮轻松异常，当时十分兴奋。出门时不断道谢。一迭连声称"神针、神针"。他经过三个月的治疗基本痊愈，又巩固了一段时间，完全康复，至今未发。

另一个老先生，姓黄，是最近遇见的患者。他不明原因出现右眼上睑下垂 20 天，并伴有复视，视力未见异常。否认有糖尿病、高血压史。外院头颅磁共振检查排除了脑病，眼科检查确诊为"动眼神经麻痹"。因西医无相应治疗方法而慕名前来求治。黄老先生那天来时，由夫人搀扶着走进诊室，精神倒是很抖擞，双眼却一大一小。

张老师看了这位患者后，对我说："动眼神经发生病变可以造成其所支配的眼外肌出现麻痹，临床上表现为因眼外肌麻痹引起的上睑下垂和复视。这位患者患病不久，就诊较及时，估计效果较好。我们不妨就做个有心人，小刘你要不先把这位患者的眼睛状况用手机拍下来，等针灸治疗 10 天后再拍，看看我们的疗效如何？"

老先生一听也来了精神，坐正身子，摆好姿势，等着我替他照相。于是这位黄老先生有了针刺治疗前的眼睛照片，同时我还用手机拍摄了他眼球上下左右转动时的照片。从照片上可以看到，患者右眼上睑明显下垂，遮住大半个眼珠。扒开上下眼睑，其右眼位正，外转可，但向上、下、内方向均明显受限；而左眼位正，各方向转动可；双眼瞳孔等大、等圆。张老师在详细询问并检查这患者情况后，确定了治疗方案，主穴选用：攒竹透上睛明、阳白透鱼腰、丝竹空（或瞳子髎）透鱼腰，配穴：新明 1、风池、上天柱、上明、承泣、球后。针刺操作手法完全同上，也是用疏密波，强度以患者可耐受为宜。每周针治 3 次。

当黄老先生第 4 次来针灸时，正好距离第一次针灸过去了 10 天。他一进诊室，就缠着我给他照相。说感觉右眼睁大些，想拍了照与针前的照片对比看看右眼是否真的睁大些。果然，两次照片一对比，右眼下垂情况明显好转。老先生特别高兴，对着手机中的照片，不停地念叨，针灸真灵哦！10 天 1 次的摄影，记录下了黄老先生病情的逐渐转好。到第 40 天时，外观左右眼已基本对称，右眼球已完全可以像左眼那样向各方向转动，患者诉复视情况也有明显改善。继续每周 2 次针灸治疗，又过了将近 20 天，黄老先生视物已不再有复视现象，还能够独自开车前来针灸。现正在每周 1 次巩固疗效的治疗。

大家听完这两例病例介绍之后，都希望听听张老师的解释：为什么明明相反的病症却用同一种方法治疗。张老师说：这是异病同治中的异病同法，即不同的病症用同一种独特的针法或刺法进行治疗。异病同法的"法"很多，这是其中的透刺法。

透刺法，是将毫针刺入穴位后按一定方向透达另一穴（或几个穴），或另一个部位的一种刺法。透刺针法是采用不同的针刺方向、角度和深度以同一针作用于两个或多个穴位来治疗疾病的一种针刺方法。此独特刺法可直接沟通表里阴阳经气，加强经络与经络、腧穴与腧穴、经穴与脏腑之间的联系，能促使阴阳经气通接，达到协调阴阳、疏通经络的作用。透刺法所具有的"接气通经"之功，使经气流通、上下相接，从而提高针刺疗效；其取穴的少而精，既免伤卫气，又增强针感，则增强了治疗作用，达到"集中优势兵力"克敌制胜的目的。

眼肌痉挛和动眼神经麻痹（眼外肌麻痹），是表现不同症状的外障眼病，张老师在数十年临床实践中发现，采用透穴刺法对提高它们的疗效很重要。再细想一下，我们在随师门诊及各自独立门诊中，对眼型（重症）肌无力症和视疲劳，都因选用透穴刺法，而能获得奇效。张老师认为，对这些临床表现不同的外眼病症，采用攒竹透上睛明、阳白透鱼腰、丝竹空透鱼腰的三透为主，是治疗的关键。鱼尾穴向攒竹穴的深透刺，对于眼外展肌麻痹来说也是治有效验的针刺方法。

此时又有人接着问道："异病同法"还有何法？

张老师说，我临床上常用的还有刺络拔罐法。

刺络拔罐疗法是运用皮肤针叩刺患处，再在局部拔上火罐，以此来防治疾病的一种方法。

《素问·皮部论篇》说："凡十二经脉者，皮之部也。是故百病之始生也，必先于皮毛。"十二皮部与经络、脏腑联系密切，运用皮肤针叩刺皮部，激发调节脏腑经络功能，以疏通经络，调和气血，促使机体恢复正常，从而达到防治疾病的目的。

中医学从气是宇宙的本原、构成万物的元素这一基本观点出发，认为气血是构成人体的最基本物质，也是维持人体生命活动的最基本物质。气血并行脉中，濡润营养全身，人体各种功能的正常发挥，均有赖于气血的正常运行。而经络"内属于腑脏，外络于肢节"，沟通人体的内外表里，通过其"行气血、营阴阳"的功能维持着人体功能平衡。

人体的气血，在生理上是脏腑、经络等组织器官进行功能活动的物质基础，病理上，则因气血的失常或经络运行气血的功能发生障碍而导致一系列的病理变化，所以《素问·调经论篇》说："气血不和，百病乃变化而生。"

一旦经络运行气血的功能失常，机体就会发生疾病，而解决办法就是"通其经脉，调其血气"。《灵枢·九针十二原》则说"宛陈则除之"。就是说要通过刺络放血的方法疏通经络中壅滞的气血，协调虚实，调整紊乱的脏腑功能，从而达到积极的治疗作用。一般而言，针刺放血主要有泻热、止痛、镇静、消肿、急救开窍、解毒、化瘀消癥的作用，其主要的适应证是急证、热证、实证、瘀证和痛证等病症。

快人快语的小皋医师抢先说道，前不久就有两个同时期来就诊，但是完全不同疾病的患者，张老师却都施用了刺络拔罐法治疗。

梁某，男性，36岁。胸口疼痛近两个月，近来时常半夜痛醒。多次心电图、X线片检查，排除了心肺疾病。MRI报告提示：颈椎4～5、5～6节椎间盘膨出。胸椎第8、9许莫氏结节。腰椎3～4节椎间盘突出。张老师根据各项检查，综合辨证后，选取大椎、膈俞、肾俞及阿是穴。膈俞、肾俞以电针加强刺激，留针30分钟。张老师说：这类以疼痛为主症的患者，多有血瘀之证。果然该患舌质暗红，边有瘀斑，胸后背第7～9胸椎夹脊处有明显的压痛，且皮肤颜色暗沉。张老师叮嘱，拔针后在膈俞穴附近的压痛处予以刺络拔罐，出血量尽量要多点。第一次刺络拔罐出血量约20ml，患者治疗结束后自觉轻松。隔三日后患者复诊，夜间疼痛症状如前。二诊张老师针刺方案未变，针后刺络拔罐的穴位改为大椎。张老师说，大椎是手足三阳的阳热之气由此汇入并与督脉的阳气上行头颈，是气血充盛之穴，故刺络放血后活血化瘀的效果也甚佳。果然治疗2次后，患者反馈夜间胸痛稍有缓解。继续治疗，刺络拔罐的穴位由阿是穴与大椎穴交替，治疗5次后夜间胸痛症状明显好转，直至治疗8次后，夜间痛醒症状完全消失。

另一例则是荨麻疹病例。孙某，男性，32岁，10岁初发荨麻疹，此后20年，常于季节交替时反复出现肢体躯干部皮疹，过敏原检查示：尘螨、狗毛、牛奶严重过敏，牛肉低度过敏。因近期发病严重，每日一次口服依巴斯汀片10mg，无效，皮疹几乎不消退，瘙痒难忍，持续20余天，经人介绍慕名求诊。张老师考虑患者病程日久，久病必瘀，且患者年轻气盛，故治则为凉血疏风、活血化瘀。电针主穴为曲池、血海，配以大椎、合谷、足三里、三阴交。针后亦行刺络拔罐，以膈俞、大椎、血海交替刺络。患者每周治疗 1 次，治疗 8 次，两个月后，患者西药依巴斯汀片 3～5 日口服 1 次，皮疹隔日发作，瘙痒可忍受。治疗 5 个月，患者每周服西药 1 次，药量为 5 mg，皮疹发作频率及瘙痒程度又较前改善。6 个月后，两周服药 1 次，药量为 2.5 mg，皮疹隔 3～5 日发作 1 次，瘙痒很轻。治疗 8 个月后，仅服用了 1 次药，皮疹 1 周左右复发 1 次，瘙痒感轻微。如此长久缠绵的疾病，治疗近 1 年后取得令患者非常满意的疗效。对于久病，不仅要活血化瘀，坚持治疗也极为重要。

两种不同的难治疾病通过准确地辨证论治，皆在治疗中使用到刺络拔罐的方法，并确实取得了很好的疗效。张老师在临床中常常灵活应用刺络拔罐法来治疗难病、久病，如子宫内膜异位症、难治性面神经麻痹、偏头痛、青春痘等，这些疾病其受病的部位迥然不同，临床症状、体征亦截然异样，但在其发展的某个阶段，都可因气血瘀滞造成，故治疗均能采用刺络拔罐法，以活血化瘀、疏经通络、软坚散结，达到治愈这些难治病的目的。如经常规体穴针刺而久治不愈的子宫内膜异位症，加用腰骶部近盆腔脏器的穴位刺络拔罐后，原来难以缓解的渐进性痛经，得到控制，这估计是由于刺络拔罐法能明显改善下焦胞脉的经血瘀滞，活血散积，祛瘀生新，调理冲任，使机体组织细胞和脏腑器官及时得到气血灌注而保持正常的生理功能的原因；对于难治性面神经麻痹，由于病程日久，采用局部刺络拔罐针刺法，可促进神经传导功能和加强肌肉收缩力，改善血液循环及淋巴回流，加速局部变性坏死及崩解产物的消除，从而增强组织营养，促进新陈代谢，最终对于瘫痪侧神经和肌肉的恢复均会有很大的帮助；同样，顽固的偏头痛，体针配合大椎、太阳、阳白等穴刺络拔罐，青春痘，加大椎刺络拔罐法亦能获良效。

🪷 异 同 有 度

最后张老师语重心长地告诫我们，异病同治在临床运用时，应当注意以下两点。

1. 同中有变，讲究辨证有度 异病虽可以同证，但由于所处病种不同，其证候的临床表现并非完全相同，即构成同一证型的诸要素，如主症、次症、兼症及舌脉等，在不同的病种其主次地位是不一致的；异病同证之同，是在异病的基础上，不同疾病发展过程中至某一阶段所具有的共同的临床表现或具有的共同病理过程，但其本质仍是有所差异的。虽然其证同治亦同，但结合具体疾病，其理法方穴仍应同中有变，就是要注重辨证有度。即使同为一法，因证不同，其基本配穴处方可有变化；同样同为一方，其配穴则以辨证变化而有所区别；更有同为一穴，还有针法上的异同。

例如新明 1 穴，虽然同时治疗多种眼病、面肌痉挛、三叉神经痛等，但在施用新明 1 穴时，还应注意其针刺方向、手法操作的差异。对于眼底病，针尖向外眼角，运用平补平泻手法；面肌痉挛，则针向鼻旁，采用补法；而三叉神经痛，针尖宜向疼痛支方向，选用泻法。同时这三种不同疾病的配穴亦有不同。像前面提到的唐教授，他的三叉神经痛，就是首选新明1穴，再配以下关、迎香、禾髎、夹承浆、地仓等穴，均施常规针刺泻法而获效。

异病同治可以采用同法、同方、同穴治疗，即使如此，也需要考虑穴位、手法作用的细微差别，这样才能体现出中医学辨证论治的灵活性和原则性。

2. 同求同，寻找内在共性 异病同治是在多种疾病中，找出其矛盾的共性，即相同的证候，从而采取同一治疗原则和方法。临床实际运用时，需要注意了解不同疾病出现类似症状的真伪，去伪存真；探究这些症状的发展过程和变化轨迹，推测其转归；判断这组症状的更深层病机是否相同；不仅辨证，还需结合辨病、辨经，找出其内在共性。

例如，临床常见的皮肤病——荨麻疹，是一种变态反应性疾病，中医学称之为"瘾疹""风疹块""游风"等。根据历代医家的认识，荨麻疹的病因病机主要与"风"（内风、外风）有关。中医有"治风先治血，血行风自灭"及"初病在气，久病在血"之说，故对于荨麻疹，治则往往拟疏经活血、祛风通络为主。因此，体穴一般选用曲池、血海、大椎为主，耳穴则多以风溪、肺、肾上腺、神门为要穴。以此来治疗，多能奏良效。

前面我们曾记载过的一位50岁出头的女性扁平疣患者，尽管扁平疣是和荨麻疹截然不同的皮肤病，是由病毒引起的赘生物。张老师认为此扁平疣多因外感风热之邪搏于肌肤，内系肝虚血燥，筋脉不荣，以致气滞血瘀而生，所以其病因病机也与"风""血"有着密切关系，对此张老师运用 "治风""治血"为主的治疗原则，治宜散风活血、通络化瘀、清热解毒。选择的主要穴位同上述治疗荨麻疹的三个效穴一样：有驱风清热、解毒止痒之功的曲池穴；有能活血化瘀、理血调经的血海穴；还有诸阳之会，有调节机体气血功能，可消血热，能增强免疫功能的大椎穴。同时配合磁珠贴压耳穴：风溪、肺、肾上腺、神门。每周治疗2次，经2次针治后，患者诉隆起的丘疹，开始发生变化，似乎有异样的痒感。又2次治疗后，发现丘疹变平，颜色开始变淡。第9次来诊时，疣疹大部分消失，皮肤色泽亦明显消退，不到一个疗程就获得了满意疗效。

总之，针灸疗法和中医的所有疗法一样，只有充分把握疾病的发生和发展规律及其病机所在，准确选择穴位、处方、治法，才能切中要害，效如桴鼓。

这个下午我们都觉得过得十分充实，学到了不少东西。

（刘 坚 皋凌子）

笔记六　综合方术　讲究主次分明

 ## 综合多方多术

跟张老师门诊是非常辛苦的。因为就诊患者多，除了主要的毫针刺全部由他操作外，上电针、皮肤针叩刺、耳穴贴压、穴位注射全部由我们来施行。我因为有较长的临床实践，所以还挺得过来，我的几个年轻的研究生，就受不了。半天下来常累得腰酸背痛，在我面前诉苦不止。我当面虽然批评她们，要她们向张老师学习：一站一下午，一扎千根针，始终精神奕奕。但是，我们有时也犯嘀咕：一个患者身上要用三四种治疗方法，操作起来挺麻烦的，患者又多，可不可以减掉一二项？张老师大概看出了我们的小心思，便趁空闲给我们做了讲解：绝大多数患者都是辗转了多个医院、多位医师，经长期治疗效果不明显，四处打听而寻找到我们这儿的，病种基本都是难治性疾病。而现代难治病病情复杂，病邪深痼，病变广泛涉及脏器。根据他的临床实践，依靠单纯的一两种常规治法，往往难以奏效。所以逐渐形成了他的具有特色的综合方术。不过他强调，综合方术不是他想出来的，早在唐代，孙思邈就提出过针、灸、药三者结合的观点。所谓综合方术包括两大类：一是指不同的刺灸法的结合，如体针、艾灸、耳针、拔罐等中的两种或两种以上的结合；二是指针灸和其他疗法，如中西医药物、心理疗法、物理疗法等中的一种或多种的结合。张老师用的主要是前者，但他要求患者不可偏废后者。

但是，综合方术的运用，并不是简单地将几个方法累加起来，而是要讲究主次分明。他以难治性眼病作例子，告诉我们一般由四种方术组成。

一是毫针方，这是主方，或者说是君方。取用经穴、经外穴，且以后者为主。这些穴位多位于眼区及周围、颈项部位。工具用细毫针，0.25mm×（0.2～0.4）mm，针刺刺法包括直刺、斜刺和透刺，手法以捻转加小提插为主。本方起主要的治疗作用。

二是穴位注射方，这是主要辅助方，也就是所谓的臣方。多取用眼区球后、承泣、眼周瞳子髎、太阳及项部风池、天柱，躯干部肝俞、肾俞，下肢光明等穴。药物以甲钴胺注射液、复方樟柳碱注射液、丹参注射液及黄芪注射液等为主。采用细注射针头（多用1ml注射器针头），快速刺入穴区，得气后缓慢注入药液，每穴 0.5～1.0ml。本方与前方合用可起到针药结合加强疗效的作用。

三是耳穴方，本方为辅助方，也就是所谓的佐方。多取眼、目1、目2、肝、肾、神门、膈等穴，青光眼加降压沟。以王不留行籽置于 7mm×7mm 方形医用胶布上，然后贴压于所选耳穴上，每次一侧穴。要求患者每日按压 3 次，每次每穴一分钟。3 日至一周换贴 1 次，左右两耳交替。本方可起到维持疗效的作用。

四是皮肤针方，本方为次要辅助方，或类似于使方。一般仅取正光 1（在额部，位于眶上缘外 3/4 与内 1/4 交界处，眶上缘下方取穴）、正光 2（在额部，位于眶上缘外 1/4 与内 3/4 交界处，眶上缘下方取穴）。两穴采用七星针轻度叩刺，以潮红不出血为度，每穴叩刺 100 下，每日 1 次或每周 2～3 次。本方有一定的加强疗效的作用。

张老师告诉我们，在他刚刚开始临床的时候，喜欢用套餐式治疗，不分青红皂白，将各种穴位刺激法全部都用上。方法是用足了，但并不能明显提高疗效。后来才逐步悟到，要的是有机地综合而不是多种方法堆砌，在眼病治疗中更是如此。在综合不同的方术时，首先，必须考虑是否能取长补短。其次，是要考虑是否形成合力。如对难治性眼病的治疗，为提高疗效，往往采取穴位注射神经营养药物或活血化瘀药物与体（电）针相结合的办法。即使在注射的穴位选择上，也有所讲究。如一般眼底病，以球后、承泣穴为主，有助于药液通过血–眼屏障；而对糖尿病并发的视网膜病变等一些涉及全身性疾病的眼病，则更需局部取穴与远道取穴，如胰俞、肝俞、肾俞等相结合，以充分发挥针药的协同作用。另如眼肌麻痹，以透刺法配合疏密波电脉冲刺激，较之单用透刺法或透刺法加连续波为佳。眼病的针灸治疗，多用梅花针叩刺正光 1 和正光 2，微微出血。有一些患者天天在家中自己叩刺，反馈信息良好。如果把使用的方术按君、臣、佐、使来划分，则针刺为君，药物为臣，耳穴为佐，梅花针为使以引效上行。最后张老师强调，在运用综合方术时要讲究精，能用两法结合解决问题的，就不要用三种，要避免滥用。在难治病的治疗上，虽主张用综合之法，但一般情况下不超过 4 种不同的穴位刺激法。实践证明，只有在精确辨证的前提下，将多种临床上证明确有良效的针灸方术，予以有机组合综合应用发挥其各自特色和技巧，才能收到满意效果。

结合各家之长

在临床实践中，我们也发现张老师还有一种综合方术之法，就是综合各家方术之长。曾碰到过下面这样一个病例。

有一位 50 多岁的患者，左侧肢体中风瘫痪 5 个月。发病时在上海某三甲医院急诊处理。头颅 CT 示：左半球深部相当于内囊部位有一浅密度影，约 3cm×2cm，界限不锐利，符合缺血性中风表现。患者平素无高血压病史。体格检查见：右上肢肌力 2 级，依靠肩胛骨运动，可稍带动上肢。五指紧握不能张开。下肢肌力 4 级，略呈内翻，足不能做背屈运动，经人搀扶可行走散步。脉弦，舌质淡，舌下静脉曲张明显，苔薄黄。检查：血压 130/90mmHg。右上肢肌力 2 级，依靠肩胛骨运动，可稍带动上肢，五指紧握不能自行张开。下肢肌力Ⅳ级，略呈内翻足，足趾、足背不能背屈，经人搀扶，可以行走数步。

穴位处方分三组：①运动区、感觉区；②极泉、委中；③天鼎、曲池、三间、足三里、阳陵泉。配穴：天柱、风池、廉泉、四渎、内关、环跳。三组穴位每次均取。第一组穴，取健侧。以 28 号 1～1.5 寸针，快速刺入并行反复提插 30～50下，留针；继取第三组，取患侧。如患者主动抬肩或被动运动时肩关节疼痛者，可在天鼎穴摸压，如肩后疼痛明显，可加配天柱穴摸压，多可摸到块状或条索状结节，并伴有明显压痛，在压痛点上直刺进针至得气感向肩臂及后背部放射，行捻转加小提插，以加强针感，运针 1 分钟左右。此时，嘱患者做抬举活动；凡不能主动抬肩者，可由他人帮助抬举活动。边运针边运动约 1 分钟后留针。因肌张力高，五指固握难以张开者，可在三间穴均进针 1.5～2 寸，用较强烈的捻转泻法，运针 30 秒左右。再以常规针法针治其他穴位，得气后，在头穴二对接一电针仪，曲池、三间和足三里、阳陵泉各一对，接通另一电针仪。头穴频率为 240 次/分钟；肢体穴频率为 60 次/分钟。要求：头部有明显的针感，上肢有轻微震颤感，下肢足背、足趾出现节律性背屈。留针 25 分钟。针感以患者可耐受为度。取针后，取第二组，按醒脑开窍针法，针入至肢体抽动三下后出针。配穴据症酌加。其中，风池用于有高血压的患者，取双侧，针时，令患者直坐正视，针尖向同侧瞳孔方向刺入，进针 1 寸左右，得气后行小幅度捻转片刻后留针；廉泉穴用于语言謇涩者，进针约 1.5 寸，以针感达舌根为宜；四渎、内关、环跳用于瘫痪肢体恢复不够理想时，用常规针法，其中四渎直刺，进针不宜超过 1 寸。每周针治 2～3 次。

以上方为主，重在活血化瘀，疏通经络。针刺 5 次后，上肢活动开始好转。15次后能逐步向前平伸并高举过头，向上直伸至 170°～180°。针治 20 次后，示指、中指、环指、小指肌力恢复到 4 级以上，可自主伸开到接近伸直，自主内收到接近握拳。针治 30 次后拇指能翘起，伸拇指长、短肌腱均可扪及。下肢活动在原有基础上也明显进步，肌力接近 5 级，步态趋于正常。后脑部 CT 复查，提示：左半球深部之浅密度影明显缩小为 1cm×0.5cm，界限较前锐利，提示病变较前好转。

上面这个病例，张老师应用的是博采众长所总结出来的一个综合方术：在组成上，将焦氏头穴、上海已古名家方幼安教授的经验穴及石学敏院士的醒脑开窍法熔于一炉；在针法上则结合了针刺手法和电针法。

我的体会有三点。

一是将辨证辨病之法充分用之于不同的针法之中。如用头皮针穴，采用刺激中风病灶在头皮上的反射部位（运动区、感觉区），体现了辨病论治；而体针用穴，则以《内经》所说的"治痿独取阳明"与石学敏教授倡导的醒脑开窍之法，则强调了辨证。

二是辨证辨病之外，更重在继承前人经验。天鼎、天柱、三间三穴，以往文献记载和现代报道均少见能治中风偏瘫，为已故针灸名家方幼安教授通过临床摸索，发现中风患者，上肢呈痉挛性瘫痪时，天鼎、天柱穴可出现结节，并有明显压痛，针刺此二穴对消除肩关节运动疼痛和改善上肢肌力有良好效果。针刺三间穴并用较强的捻转手法，可使紧握蜷缩的手指立即张开，并能维持一定时间。多次治疗后，可逐步使之松解。在电针的使用上，头针要求频率较快，而体针则以疏波为主，最好用两台电针。如无此条件，可分 2 次使用，即先按头针，再连体针，各刺激 15 分钟。其次，连接足三里和阳陵泉两穴，要注意对足部下垂和内外翻的患者，在通电时应使其出现下肢足背、足趾出现节律性背屈，如不出现这一现象，宜适当调节两穴针刺的深度和方向。

三是要求治疗与锻炼相结合。本例中风，侧重表现在上肢肌力较下肢为差，活动时肩痛，足趾、足背不能背屈，呈典型的硬瘫（痉挛性瘫痪），临床上十分常见。用上方后效果较为明显。但必须说明的是，该例患者较为配合，注意平时锻炼，同时也能坚持治疗。著者在数以百计的中风偏瘫患者治疗的过程中体会到，除了有效的针灸方技外，对患者来说，抓紧早期就医、积极功能锻炼、坚持长期治疗这三点，对本病的康复有重要的意义。

 ## 综合方术须因病而施

周围性面瘫中以 Bell 麻痹最为常见。它是茎乳突孔内急性非化脓性炎症所引起的一种周围性面神经麻痹，任何年龄均可发病。其主要临床症状为一侧（极少可为双侧）面部表情肌突然瘫痪，前额皱纹消失，眼裂扩大，眼裂不能闭合或闭合不全，闭眼睛时瘫痪侧的眼球向外上方转动，露出白色的巩膜，称 Bell 征；患侧鼻唇沟平坦，口角下垂，面部被牵向健侧；口轮匝肌瘫痪时鼓气和吹口哨时漏气；颊肌瘫痪时食物容易滞留于患侧的齿颊间。本病是针灸治疗的传统病症之一，尽管有一定自愈倾向，但针灸具有提高痊愈率、缩短恢复期及防治后遗症的作用。但值得指出的是，在 Bell 麻痹中，有 20%～25%由于某种原因神经变性严重的重症患者，还有因外伤或疱症所致的面神经麻痹（亨特综合征），均被称为难治性面神经麻痹，最后会出现面肌联合运动、痉挛、倒错及鳄鱼泪等后遗症。对于这些患者不仅中西医师感到束手无策，用常规针灸治疗也效果不佳。

记得在 2003 年刚跟师时，在中医文献馆的夜门诊，来了一位 50 来岁的女性患者，嘴眼都歪到了一边，一问病史知道原来是面部肿瘤手术时留下的后遗症，而且有 5 年多了，针灸、中西药、理疗等各种方法都用过，没有起色，是抱着试一试的态度来的。按我的临床观察，这个患者肯定是没什么希望，因此在跟诊过程中也就不去注意她。可没想到几次治疗后脸正过来了许多，她自己很兴奋，旁边的患者也啧啧称奇，最后该患者是以痊愈告终，印象中总共治疗的时间不长，因时间太久，记不太清了。当时看到她痊愈也有点惊讶，暗想，可能是巧合了。但接下来看到了很多面瘫程度严重、发病时间长、多方治疗无效的难治性面瘫患者辗转找到张老师处，大多经过 5～8 次的治疗，就有很大的起色，经过一段时间的治疗，基本都达到了临床痊愈，才意识到这真不是巧合！于是开始关注张老师对该病的治疗方法。正好这时来了一个年轻的男性患者，左侧面部瘫痪两月余。患者平素身体健康，因车祸导致蛛网膜下腔出血，左头项部血肿，被收入复旦大学附属华山医院神经外科病房，经抗感染、脱水、止血、营养神经等治疗30日出院。但后遗左侧面部瘫痪，曾多处就治无明显效果。前来就诊。检查：左眼不能闭合，额纹消失，鼻唇沟变浅，左侧面部肌肉张力减退，口角歪斜，鼓腮试验（+），露齿试验（+）。脉略涩，舌暗有瘀斑。

难治性面神经麻痹可通过面神经电兴奋性和强度–时间曲线检查来证实。但并不是每位患者都有条件和机会做电生理检查。为了能在早期发现并及时加以重视，避免错过最佳治疗时机，如何来鉴别面神经损害的严重，张老师在临床中总结了一种简易的鉴别方法：先分别在新明1穴（或牵正穴）、阳白、颧髎、地仓四穴分别以28号1寸毫针刺入，其中，新明1穴往牵正穴方向刺入（或牵正穴直刺），阳白穴向下平刺、地仓穴向鼻旁平刺、颧髎直刺，进针均为1寸左右，取G6805电针仪一台，一端连新明1穴（或牵正穴），一端依次连其余3穴，每连一对，开启电针仪，用疏波，电量逐步增加，观察肌肉是否抽动，如患者感到有明显刺激感，但外观未见肌肉抽动者，多为难治性面神经麻痹。该患者在应用简易诊断法时，所测试肌群均未见抽动迹象。

"这个面瘫比较麻烦，要采取中取和近取相结合的方式，运用透刺法。"张老师边治疗、演示，边和我们解释该病的治疗方案："中取穴位是风池、天柱和新明。"见张老师新明1穴取28号1.5～2寸毫针，针体与皮肤呈90°，与身体纵轴成45°，向牵正穴方向，快速刺入，再向前徐徐推进1.2～1.6寸，至出现针感，然后捻转结合小提插手法，促使针感在面颊区扩散，"但进针的角度和方向有讲究。风池穴向鼻尖的方向，新明1和天柱穴用平刺法。"

"近取穴用口三针、颊三针和额三针。"口三针是地仓、禾髎、夹承浆，三个穴位都用3寸长针透刺向颊车穴；颊三针即四白直刺一针，四白透颧髎，下关透颊车；额三针为丝竹空透鱼腰，阳白透鱼腰，攒竹透上睛明。电针选用的是口三针和颊两针一对，额三针上接一对。

针刺得气后，接通脉冲电，频率用疏密波，电量以患者能忍受为度，通电30分钟。每周针治2次。取针后，用甲钴胺或维生素B_{12}，以1ml无菌一次性注射器分别在患侧的四白、牵正、阳白、禾髎等穴位，每次选用2个穴位，营养神经和刺激穴位，增强治疗的效果。

治疗3个月后，除左侧额肌仍不能收缩、左眼闭合不全外，面部其他肌群症状明显改善。考虑到患者的舌象和脉象，再结合病因，证属有瘀血，遂采用皮肤针以阳白穴为中心进行叩刺，手法中等，针后上敷面饼用小型抽吸罐吸拔，吸力中等，时间2～3分钟，以局部出现紫红瘀斑为度。每周吸拔1次。治疗3次后，额肌恢复显著。后嘱其每周针刺1次，隔半月吸拔1次。经半年多治疗，眼睑能瞬动，目能闭合，两侧面部肌张力相等，鼓腮试验（–），露齿试验（–），唯有当患侧闭眼时同侧的口角出现轻微的抽动。

难治性面神经麻痹，一般常规针法效果不佳，在治疗过程中，发现难治性面神经麻痹最后也是最难恢复的是患侧的口轮匝肌（尤其是上嘴唇）和额肌。额肌可采用在阳白穴刺络拔罐法，有一定效果，但该法往往会暂留有一紫红色罐印，须多天才会消退，影响美观，须预先向患者说明。口轮匝肌则可在禾髎穴试用隔姜灸或艾条悬灸法，每次灸 3～5 壮，5～10 分钟。

在诊治过程中，张老师还发现，针灸对病程较长的陈旧性面神经麻痹，采用上述针法并结合穴位注射丹参注射液，也多能改善症状。方法是：阿是穴（症状最明显的麻痹肌群处）和牵正穴，于针刺结束后，每穴分别注入 0.5ml 丹参注射液，一般可每周治疗 1～2 次。

对于面瘫的治疗，记忆尤深的还有一位 72 岁的女性患者。面瘫将近 3 个月，在三甲级中医院针灸治疗了两个月无效，因其症状严重，眼睑及口下翻，眼巩膜外露，面目狰狞。医师嘱其若 3 个月治疗无效则不要再来就诊了，心情很沮丧。她的儿媳多方打听将其带到张老师处。

她的媳妇偷偷告诉我："我婆婆平时最爱漂亮，讲究形象，患了这个病，治疗了这么长时间都不好，她快垮了！"张老师嘱其每周治疗 4 次，5 次治疗后即感觉到面部肌肉活动。两个月后改为 1 周治疗 2 次，治疗到 3 个月时，面瘫基本恢复，唯觉面部仍有不适感，患者非常激动和感激："张医生，我能出去见人了！本来都觉得活着没味道了！"后来又每周维持治疗 1 次，最后临床痊愈。

从以上病案可看出，综合方术须因病而施，有机结合。

 ## 一加一不一定是二——多种治疗方法疗效分析

张老师特别强调，两种或两种方法以上的合用，并不一定是一加一等于二的，可以是四，也可以是一甚至归零，即使是看起来似乎是有协同作用的方术合用。张老师用针刺麻醉的研究给我们打比方，早在 20 世纪 80 年代他曾撰写过一本专著和《中国针刺麻醉发展史》，针刺麻醉是 20 世纪针灸医学的一项举世瞩目的成就，是我国针灸学上最具现代原创性的一项突破。从 1958 年上海第一人民医院五官科医师用毫针代替麻醉药完成世界上第一例针麻下扁桃体摘除术，直至 2005 年，英国 BBC 电视台的摄制组在上海仁济医院全程录制了一例针药复合麻醉下体外循环心内直视手术，均引起医学界的轰动。但针刺麻醉始终存在的主要问题之一是镇痛不完全，所以后来提出了一个新的针刺麻醉的方法，即在针刺镇痛的基础上结合小剂量的麻醉药物，做到两全其美。然而，后来的实践发现却不完全是这么回事，有的手术患者，止痛效果很好，但有的却与增不增加药物一个样，还有少数加了麻醉药物反而不如光用针灸止痛效果好。后来通过复旦大学上海医学院针刺原理研究所科学工作者大量的研究，才搞清楚，发现针刺和西药麻醉药物的结合运用，并不都是能增加针刺麻醉效果的，有的药物不起协同作用，部分药物反而起拮抗作用，抵消了针刺镇痛的效果。最近还发现，针刺和某些戒毒中药合用于戒毒时也出现拮抗的情况。所以张老师希望我们在综合方术时，也要注意这种情况。

张老师经常向我们强调：当前针灸医学正面临着前所未有的机遇和挑战，要发展，必须寻找到突破口。现代人对绿色医疗的迫切需求和现代医学面临的困境给针灸学的发展带来了前所未有的机遇，但另一方面，随着现代医学的不断进步，针灸已失去了不少优势特色治疗病种，古老的中医针灸学要真正适应现代疾病谱的防治特点，满足现代社会不同人群的需求，跻身当今世界主流医学，关键要从临床上寻找突破口，现代难治病就是一个抓手。其病因复杂、隐匿，疾病的发生和变化受多种因素的影响和控制，西医疗法往往难以奏效，而中医针灸却最能体现出其独特的优势。而治疗现代难治病运用综合方术是关键之一。

（徐　红）

笔记七　攻急破难　应及早、宜坚持

张老师经常提到的一点是，针灸疗法与药物或手术疗法本质区别在于，针灸治病是通过刺激人体经络穴位发挥调节作用，而药物或手术疗法则是采用外源性物质进入体内对人体进行干预而发挥治疗疾病的作用。所以他特别强调两点：一是早发现、早治疗；二是坚持治疗，有些难治性病症更要求长期治疗。开始我们体会不深，随着跟师时间的增长，才真正感到这是提高和维持疗效的关键之一。

治疗越早越好

这是一个周三下午的门诊。来了一对母女，姑娘高高的个头，白皙的皮肤，一看就是公司白领，却满脸愁容。母亲焦虑万分，急切地告诉张老师："真是倒霉，我们在公园散步时，被一个小孩的硬塑料飞镖击中左眉骨。"姑娘补充说："当时痛得好像左眼飞出去了，眼睛睁也睁不开、眼泪流个不停。"事发之后，母女俩立马赶到眼耳鼻喉科医院急诊。我们看了一下当时病历上的记载：左眼球明显充血，双眼视力检查：左侧戴镜视力 0.15，右侧戴镜视力 0.4。左侧瞳孔中度散大，对光反应迟钝。视盘色泽尚可，黄斑中心反光弥散。眼电图示：VEP 明显延迟。诊断为左侧视神经挫伤。"我们用西药苏肽生等药物治疗了 1 个多月，症情有所控制，但效果仍不理想，左眼视力仍继续下降。"母亲代述说："我们是人家介绍来特地来找您的，张医生，针灸治疗可以吗？"

张老师点点头。他给我们解释说：视神经挫伤是严重的致盲眼病之一，其病因主要是外伤，头部、额部，尤其是来自眉弓上的外力是直接原因。临床表现为视力迅速减退，可保持低视力，但有时也可达无光感。外伤侧瞳孔可散大，直接对光反应迟钝或消失。眼底则因损伤部位或程度不同而有差别。包括视盘水肿、视网膜出血等，晚期视盘可出现苍白萎缩。视神经挫伤占意外事故损害的 0.3%～0.5%，国外报道为 5%，近年来随着交通事故的增多，其发病率有逐年上升的趋势。现代针灸治疗此病，有关临床资料很少。

最后，张老师说，"像她这样，是较为典型视神经挫伤的症状。我以往曾经治疗过几例，都有一定效果。她的症状较以前的几个都轻，来得还算早，估计是可以取效的。"听这么一说，患者的情绪一下好多了。

张老师给她的针灸处方是：取新明 1（位于耳垂后皮肤皱褶之中点，相当于翳风穴前上 5 分）、新明 2（眉梢上 1 寸旁开 5 分）、上健明（睛明穴上 5 分）、承泣、上天柱（天柱穴上 5 分），上穴每次均取。

刺之得气，留针半小时。针刺结束后，张老师嘱咐患者："你们这种情况，最好每周治疗 3 次，得抓紧时间。"

用上述方法治疗两个月后，左眼戴镜视力提高至 0.4，眼电图示：VEP 延迟。但瞳孔散大改善不够明显。加用皮肤针叩刺眼周皮区，力度为轻度，每次叩 3~4 分钟。改为每周治疗 2 次。又经一个半月治疗，视力（戴镜）恢复为 0.7，左侧瞳孔亦有明显缩小，但仍略大于右侧。眼电图示：VEP 基本正常。因患者工作较忙，建议坚持每周治疗 1 次，以巩固疗效。

在总结本案时，张老师做了方解：毫针方中，新明 1、新明 2（眉梢上 1 寸旁开 5 分）均为现代新发现的治眼底病之验穴，重在疏通气血；承泣为多气多血之足阳明之起始穴，与经外穴上睛明同位于眼区而均有益气活血、涵养神珠之功；上天柱为上海已故针灸名家金舒白教授所创，原用于治疗内分泌突眼，现取其活血化瘀之效。五穴相配，补泻结合而偏重于泻，相得益彰。皮肤针穴，原用于近视眼治疗，我们发现用轻叩之法，其活血化瘀作用也相当明显。特别对于眼区局部瘀血明显者，则可在阿是穴（病灶区）上采用中度叩刺，令其出血，往往能收到明显效果。

张老师在治疗此病的过程中，针对不同的兼症，从处方加减、手法的变化和针刺时间的长短进行微调，提高了疗效。此法在我们的临床运用上也得到不断地重复验证。

从上一病例也可以发现，针灸的及时介入十分重要。在张老师治疗过的大量病例中，有几个病例，他多年来一直向患者介绍，说明及时治疗的重要性。其中有一例视网色素变性的病例。

这是一个叫雯雯的姑娘，虽只有二十几岁，却是我们诊室中具有 18 年针龄的"元老"了。这是 1997 年 3 月的一天，一位双眼哭得红肿的母亲带着一个尚不懂事的小姑娘来找张老师。原来女儿刚上小学不久，就告诉妈妈看不太清黑板上的字，当时只想到是近视，与班主任协商后，将座位调到了前面一些，但没过多久仍觉黑板上的字不够清晰，尤其是阴雨天或夜晚看东西较累。因此父母特地带她到眼镜店配眼镜，令人奇怪的是，竟然没有一个度数可以提高她的视力。妈妈这才真正急了，立即带她去眼科医院求诊。医师详细询问病史后，测了视力，双眼裸视力只有 0.15，接着医师又看了眼底情况，发现她的视网膜呈青灰色调，眼底的周边部出现轻度的黑色斑点状的游离色素，然后就让她去做视觉电生理和视野的检查以明确诊断。结果显示：周边视野有轻度环形缺损，视网膜电图呈低延迟型。最后确诊为原发性视网膜色素变性。医师告诉她，视网膜色素变性是以夜盲、视野逐步缩窄、视力逐渐下降，以致失明为主要特征的慢性进行性视网膜损害的疾病，是一种遗传性疾病，也是眼科疑难重症，至今现代医学尚无疗效确切的治疗办法，虽病情发展缓慢，但预后不良，严重时可导致失明，而且年龄越小发病，预后越差。得知这一切，犹如晴天霹雳，妈妈惊呆了，望着才8岁的天真的女儿，泪水像断了线的珠子滚落下来。

后来妈妈拖着小雯雯到处求医问药，那时张老师刚回国不久，得知张老师是针灸治疗眼病的专家，就立即赶来求医了。张老师认为本病属中医"高风雀目""高风内障"范畴，多由先天禀赋不足，加之肝脾受损，在肝脾肾虚弱的基础上，兼有脉道瘀塞，气血失养而致。针灸治疗本病，是通过针刺激发经气至眼，不仅增强机体自身的抗病积极因素，调整全身血液循环，并能促进眼底和眼球周围的气血运行，疏通眼底脉络，使眼周的微循环得到进一步改善，达到血脉通利，目得所养，实现治疗视网膜色素变性疾病的目的。

张老师选用的针刺验方如下。主穴：新明1、新明2。配穴：①风池、球后、上睛明；②翳明、上明、承泣。主穴每次必取，配穴每次取一组，两组交替。同时结合穴位注射法，肝俞、肾俞、太阳穴择一施行，所用药液为活血药和营养视神经药，即丹参注射液2ml或者樟柳碱注射液2ml，以及甲钴胺注射液0.5mg，每次选一种，交替使用。新明1、新明2均为奇穴，是治疗眼病的经验穴，能疏调眼底和眼周经气，使气血充养于目；足少阳胆经之风池穴，是连脑、目之脉络要穴，具有清火明目之效；翳明穴在项部，当翳风穴后1寸，亦为奇穴；球后、上睛明、上明、承泣为眼近穴，可以疏通眼部经气，理气活血化瘀；肝俞、肾俞为肝肾之背俞穴，有补益肝肾之功效。局部取穴与远距选穴相互配合运用，可使气血通畅，目得所养，则目明而充沛，视物清澈。

关于本病的操作，张老师告诉我们，视网膜色素变性虽是慢性病症，但针刺时要求针感强烈，刺激宜中至重度。针刺手法与电针的结合应用对提高本病的疗效起到了显著的作用。首先应强调手法的运用，进针后使针感达到眼区四周，达到气至病所，再立即施较强的提插捻转手法，使患者感到有强烈的酸胀感。如新明1、新明2、风池、翳明虽不是眼周穴，但针刺时必须要求"气至病所"，使针感到达眼部或其周围。在此基础上，立即施以小幅快速提插捻转手法。新明1穴个体差异较大，有的只须进针5分，有的则要刺入1.5寸才能获得满意针感。针感以患眼或患侧太阳穴局部热胀为宜，亦有眼肌出现抽搐的。其次在留针期间，要求给予脉冲电刺激，通电后应随患者对强度的适应，而适当增大强度。在电针时，须观察到眼睑按脉冲电频率跳动，如无此现象，宜适当调整针尖方向。对于眼周穴，针刺时宜选用直径0.25mm的毫针，迅速点刺入皮，然后应慢慢送针，如针尖遇阻或患者呼痛时，应略略退出，稍转换方向，再行刺入，直到出现满意的得气感为止。如得气感不明显，也不宜提插捻转，而应停针待气。眼穴得气感为扩散至整个眼球的酸胀感。在留针期间，一般不运针，如因治疗需要，为加强针感，只可做轻微的捻转，但不能提插。出针时，应缓慢退针，以分段退针为好。出针后，更当留意针孔若有血，延长按压时间，避免眼区血肿。

由于就治及时，治疗得法，果然针治5次后视力就有起色，两个半月后复查裸视力左右均达到0.4。从此雯雯开始了马拉松式的针灸治疗。妈妈很有耐心，在最初近 1 年的时间里，不管刮风下雨，工作多么繁忙，拖着女儿坚持每周至少 2 次的针灸治疗。以后随着小女孩学业的加重，视力的稳定，治疗频次稍少些，但每周 1 次的针灸治疗，从不间断，一直持续到今天。现在，小女孩已经长大成大姑娘，完成了中专和大学的学业，参加工作，成为一名药剂师，早已不用妈妈陪着了。即便下班后，晚上来针灸，也能独自走夜路回家，有时妈妈晚上九十点钟下班，她还去车站接妈妈呢。这十多年来，她多次复查，左右裸眼视力均为 0.4，带镜视力右眼 0.7，左眼 0.6。视野一直保持，ERG 仍示 a、b 波呈小波。不久前，她告诉我们，已有心仪的男朋友了，准备今年"十一"结婚。我们真心为她祝福！

值得一提的是，几乎与她同时来就治的两位患同样视网膜色素变性的患者：一位是进入幼儿园中班不久的女孩，发现时，左眼只有光感，右眼视力为 0.4，出现夜盲和轻度视野损害；另一位是近 30 岁的年轻妈妈，她是刚生完孩子后因出现夜盲而被检查确诊的，视力及视野损害不明显。她们至今也治疗 18 年了，当年的小女孩现在已经留学美国攻读研究生，虽然那只有光感的左眼未见效果，但另一眼已恢复正常视力，且无夜盲，视野基本正常；另一位目前已进入中年的妇女，至今也保持每周或隔周针刺 1 次，症状基本消失。

以上的这些病例都是属于难治性眼病，由于针灸干预得及时，都获得了满意的效果。张老师有时也会感到遗憾，因为我们接触的患者中，几乎都是经过西医和中医治疗，在实在无路可走的情况下，才抱着死马当活马医的想法用针灸试试，针灸往往是最后一站，很多的西医医师由于不了解，也对针灸能治疗眼病持一种怀疑的态度。所以患者往往错过了最佳的针灸治疗时机，非常可惜。

贵在长期坚持

张老师常说，早治十分重要，但坚持有规律的长期治疗更是关键。上面讲到的几个病例，特别是后面坚持十多年的三个遗传性眼底病的患者，就是最好的例子。这样的例子还可以举出不少。

也是十多年前一个冬天的下午。我们的一位老患者领来了一位新患者。说是刚才在龙华医院看病时，因发现他神情沉郁，主动交谈时发现也是眼病患者，就介绍到张老师处，建议他一面吃中药一面针灸。患者姓荣，42 岁。他是一个中专学校的教师，告诉我们视物模糊已有多年，视力骤降有 3 个月了。他原有双眼高度近视史。2001 年曾做过右眼"IOL（人工晶体）植入"手术。3 个多月前，因在管教学生过程中，暴怒后，突然出现右眼视力骤降。于 11 日至某大学附属眼耳鼻喉科医院入院诊治，检查见：右眼 IOL 在位，全网脱，6h-6：30h，7h-9h 见 2PD、OD 后极部马蹄孔。6：30 见 1/3PD 圆孔。诊断为：右眼孔隙性网脱；IOL 眼；双高度近视。12 日行右眼玻切+网复+光凝+注气术。45 天后，出现眼前黑影，至该院急诊，经查发现下方视网膜浅脱，诊断为右眼复发性孔源性视网膜脱离，再行右眼玻璃体切割和光凝手术。术后患者一直感觉右眼视物极为模糊，眼部不适。

说到这里，患者闷闷不乐地有些自嘲地说："都怪我生气生的，谁叫我拍一巴掌，把视网膜拍掉的。"

张老师为患者做了检查：右眼外观无异常，裸眼视力为 20cm 指数。精神萎靡，情绪低落，面色㿠白，舌淡苔白，脉濡细。诊断：孔源性视网膜脱离。

治疗：主穴为新明1、瞳子髎、上健明、承泣；配穴为风池、上天柱。

操作：主穴取患侧，每次取 3 穴，其中上健明、承泣两穴，交替应用。配穴双侧均选取，每次 1 穴。两穴交替。新明1穴和配穴均以 28 号 1.5 寸毫针，新明1 按前述针法，风池、上天柱穴以徐进徐出之导气针法，但针感宜平和；其余穴位用 30 号 1 寸长毫针，针之得气即可。均留针 30 分钟，留针期间，运针 2~3 次，每次每穴约半分钟。早期每周 2 次，待症状改善后可改为每周 1 次。

考虑患者面色㿠白、四肢乏力等脾虚症状，加针足三里、三阴交穴，并鼓励其一定要保持好的心态，积极配合治疗。针治 20 次后，自觉视物较前清晰，裸眼视力 0.1，戴镜视力 0.3。重新上班工作。继续治疗六个月，裸眼视力为 0.2，戴镜视力 0.5。经 OCT 检查网膜裂孔病灶部分，已基本恢复。因患者工作较忙，改为每周 1 次，嘱每周针治 1 次，之后又减为两周 1 次，以巩固疗效。随访至今，症状稳定，再未出现网脱，视力始终保持良好。

在总结这一病例时，张老师告诉我们，本案是暴怒为诱因所致的视网膜脱落病例。虽经两次修补手术（连首次共 3 次），症状仍未明显改善，来诊时网膜尚有两个小型裂孔。之所以能获效，针刺治疗时：首先是心理沟通，因考虑发病与情绪有关，建立其信心，加上病友之间的相互激励，使他精神面貌大为改观，对待针刺治疗十分认真；其次，据其个体特点，在上述验方的基础上加用补益脾胃的穴位，而十分关键的一点是长期坚持，前后治疗 5 年之久。

由于针灸以调节为主的作用特点，各种难治性眼底病的本身的难治性，一般都要求患者坚持 1 年乃至数年、十数年的治疗，以维持和促进疗效。为了使患者能长期坚持，张老师在疗程设置上，一般以 3 个月至半年为一疗程，疗程结束，让患者再做一次检查，一方面据此调整治疗方案，一方面也可以增加患者治疗的信心。而在治疗间隔时间上，一般先是每周 2~3 次，随着病情稳定，逐步改为每周 1 次，甚至两周 1 次，这样就更人性化，容易使之长期坚持。

在临床上也有这方面的教训。记得 3 年前，我们碰到过几乎是差不多时间来的两例动眼神经麻痹的患者。

一例是来自外地的患者，拖着一个大箱子直接从机场来到诊室。他急切地说："张医生，也不知什么原因，突然出现看什么都是成双的，什么都干不成，害苦我了。特地从江西过来找您。"

张老师检查了一下：右眼睑下垂，目不能睁，撩起眼皮看到瞳孔略大，右眼球斜向外下方，不能做内收运动。这是较为典型的动眼神经麻痹。

患者说："我在医院住院打点滴 18 天，一点效果都没有，网上查到您这里可以治疗，马上出院赶过来。"边说边打开箱子，把一大包的检查和就诊资料拿出来给张老师看，用非常信赖的眼神望着张老师："张医生，你肯定可以帮我，我就全交给你了！"

我们告诉他："治疗一般是 3 个月一个疗程，费用会很高的。"

他说："没关系，我租间房子。治病要紧。"

张老师给他的穴位处方是上睛明、上明、丝竹空、风池、阳白、攒竹和承泣，均用患侧穴位。选用 1 寸短针，上睛明直刺 0.5 寸，患者有轻度酸胀感即可；上明穴采用排刺法，先针上明穴至 0.8 左右，患者有明显的得气感，然后再在该穴位左右旁开 0.2 寸处刺入 2 针，进针深度 0.3 寸，有轻微的得气感即可。丝竹空先直刺得气，再退至皮下，向鱼腰方向透刺，风池穴向瞳孔方向针刺 0.8 寸，用提插捻转手法，产生强烈针感。阳白向鱼腰透刺，攒竹透刺上睛明，然后用电针接在阳白和攒竹上，采用疏密波，30 分钟后拔针，然后再在承泣穴注射弥可保 1ml。张老师嘱患者每周治疗 3 次。

我是每周跟师临诊 1 次，至第 2 周时，看到患者症状已明显好转，到第 3 周时患者开心地告诉我说已基本好了。张老师让患者再巩固治疗 3 次。"本来准备在上海待 3 个月，现在 1 个月搞定了。张医生谢谢您！"看着患者欢天喜地的离去，张老师也露出了欣慰的笑容。

 ## 令人遗憾的病例

但另一位是个年轻的女性，就没有这么幸运了。她们是母女一起来的，而给我留下最深印象的却是她的母亲，她捧着厚厚一叠资料，面容非常焦虑，精神几近崩溃，一来就站在张老师的身边一遍一遍地问："张医生，您能治好她的病吗？"最后连周围的患者都有点耐不住性子了。张老师耐心地接过母亲手中的诊治资料和她老人家亲笔写得密密麻麻有关患者的病情和就医情况的几张纸。

原来患者患病已经两年多了。她是一位服装设计师，经常用电脑熬夜加班，发病前几天心情不好，又上网熬夜，第二天晨起感觉右眼皮不舒适，并有轻微下垂，先后去了好几家医院就诊，眼底检查未见异常，被诊断为结膜炎，开了氧氟沙星等滴眼液治疗。病情未见好转，且逐步加重，到 5 个月时右上眼睑已不能正常抬举，遮盖瞳孔上方 1/3，早晨症状轻，晚上加重。头颅 CT、内分泌科抽血化验等检查都未见异常。6 个月时右上眼睑已完全把瞳孔盖住了，眼球向上、向内运动受限。母亲带着女儿辗转于山东、北京、上海各大医院近两年，可每回都是失望而归。而且由于大量激素的使用和长期的精神压力，体重增加了 30 多斤，原本苗条的女孩子成了胖墩，连月经都停了。经多方打听来到张老师这里。听说是用针刺治疗，老母亲满脸绝望和狐疑，小小金针能治病吗？张老师耐心解答母亲的各种问题，并告知："对于动眼神经麻痹，针灸效果不错，一般 3 个月内都可取得理想效果，但你的孩子发病到现在已经两年多了，能不能痊愈还不好说。"母亲挂了号又退号，如此反复了几次，最终还是下定决心留了下来。

　　患者治疗 3 次后就对张老师说："感觉有效果。"看到母亲和女儿的心中升起了一线希望，心情也放松了不少，我们都感到一丝欣慰。

　　然而，接下去效果就没那么好了，又针了 3 次，老母亲有点坐不住了，她找到张老师问："咋整的，前三次效果挺好的，这三次就不见动静了呢？"

　　张老师解释说："针灸治疗的效果往往开始会明显些，之后可能有点反复。我会逐步调整的。"

　　又过了不久，那位患同样毛病的江西患者欢天喜地治好走了，但姑娘的眼病还未见明显进展。老太太更急了，写了封长信给张老师，诉说她和女儿的焦急之情。张老师耐心地反复解释，告诉她俩，每个人的病情不一样，而她病程长，针灸的作用可能要慢一些。然而，总因治愈心切，她们停止了治疗。大概一年之后，她的母亲曾来找过张老师一次，主要来询问有什么能快速见效的好疗法没有，一谈到她的女儿只是摇头。

（徐　红　刘　坚）

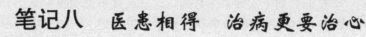

笔记八 医患相得 治病更要治心

 调整心态很重要

今天跟诊，还没到诊室，就听见了诊室里传出阵阵欢笑声。一个熟悉而又爽朗的声音传入耳中——张阿姨！张阿姨是张老师的老患者，已经大约有两年没见了，今年 78 岁，依然身板硬朗，满头白发，满脸笑容。张老师受邀在几个不同的医院开设特需门诊，患者则根据自己路途的方便程度选择就诊点，张阿姨因有事临时换到此处。见面我问她现在情况如何，张阿姨说："很好！我现在生活很充实，每天要看几份报纸，还要练毛笔字，还要在社区合唱队练唱歌，还要给子女准备饭菜，晚上还要看半小时的新闻联播。"接着又对周围的病友说："我孙子今年上大学啦，我在张医生这里治疗了 18 年，比我孙子的年龄还大。刚来治疗的时候，看东西都变形模糊，治疗一段时间后，这个症状消失了，看东西也清楚了。但我还是一直是坚持每周 3 次的治疗。"张老师告诉我，张阿姨的心态调整得特别好，子女也特别孝顺。在这十几年当中，她经历了老伴的突然辞世，但很快调整了过来，前一段时间腰椎间盘突出发作，走路都要拄着拐杖，现在拐杖也扔了。张阿姨也对周围的人说："每天都要开开心心，病才好得快。人家都说我是开心果，戏话多，到哪里哪里就热闹！"

曾经有一个说法，说癌症患者，有 80%是被吓死的，说明心理因素对疾病转归影响之大。在长期的临诊过程中，张老师深深体会到，尤其是针灸治疗急难病症中结合心理疏导的重要性，特别是眼病患者。人体经络当中有两条经络主干直接入眼，一条心经、一条肝经，有两句老话，"眼睛是心灵的窗户""肝开窍于目"，心和肝都管控着我们的情绪，可见心理对眼睛影响的重要性。张老师对我们提起过一例患单纯性开角型青光眼的女患者，应用针灸治疗后，眼压已恢复正常。那一年，刚好碰上日本大阪神户大地震，在大阪留学的女儿，三天没有音信，心里一着急，双眼眼压立即成倍上升。后来女儿来电报了平安，经用针灸治疗配合心理上的开导，她的眼压逐渐回落至临界状态，最后很快恢复正常。

张老师也常常为两例男性原发性色素变性的中青年患者感到惋惜。这两例患者通过针灸治疗，病情原本已经稳定，症状得到明显改善，视力有所提高。其中一例患者原需老父亲用电动车带他来就诊，通过两年多时间的治疗，他可以自己骑着电动车上门诊诊疗，还热心地帮张老师修电针仪。另一例患者，是位留学生。他在前往德国留学时，就是抱着对先进医疗水平能解决他眼病的心理。在回国实习时，由他父亲介绍在张老师处治疗了一个多月，他信心大增。毕业后，他义无反顾回国工作，积极治疗。然而不幸的是，这两例患者最后都因夫妻感情不和闹离婚，心灵受到沉重打击，情绪一落千丈，加之中断治疗，病情急剧恶化，最后均在不长的时间内双目完全失明。

 ## 如何心理疏导

所以张老师十分注重对患者的心理疏导，并体会到，在运用心理疏导时要注意两点。

一是要自始至终从关心患者的角度出发，要建立在充分信任的基础上；我跟诊张老师十余年，从未见老师对患者红过一次脸，说过一句重话，拒绝过一个患者，总是让患者能充满信心。记得几年前有一个眼睑肌痉挛的患者，在银行上班，正好是计算机系统组装的时候，用眼过度再加上紧张疲劳，患上该病，发病时眼睛一直睁不开，跑遍了上海各大医院，医师最后给她一个结论：你这是不死的癌症，没啥方法治疗了。她对我们说："听到这话，我当时人都瘫了，连出租车都上不去。"抱着一线希望到张老师处就诊，她非常紧张地问："张医生，有希望吗？"张老师回答说："试试看，我觉得是有希望的。"患者回忆道："我的心一下子放下很多"。在坚持了半年治疗后，症状消失了，但她还是坚持每周巩固治疗一次。她还是经常回忆起当时的情景，至今心有余悸。有许多视神经萎缩的患者在闲谈交流中说，当他们问及能否治好时，很多医院医师的回答常常是："一个生鸡蛋煮成了熟鸡蛋，它还能变生的吗？""电线烧坏了，还能恢复过来吗？"一听到这些，患者马上陷入了深深的绝望之中。而张老师常跟我们说："当患者得知自己患该病后，情绪极端低沉消极，这种不良情绪可导致眼部病情的急转直下。"所以他对患者的解释是："现在有研究发现，人中枢神经系统只要有 10%～15%神经结构完整，就可保持近 85%～90%功能，也就是说，残余很小数目的神经组织都可能具有相当大的潜能，如视力 0.5 仅需 10%的神经网膜功能正常即可。在视神经萎缩过程中有部分视神经发生了不可逆的损害，也有部分视神经未受影响，还有部分视神经纤维处于不同程度的可逆状态，对于完全损坏的这部分，是没有办法了，通过及时治疗，把好的这部分视神经保住、正在变坏的这部分视神经纤维稳定住，并争取使其功能得到逆转，这样病情就可得到很好的控制，生活质量受的影响就不会很大。"患者通过这些心理开导，心结打开了，通过一段时间的治疗，往往病情多能控制，还会有一定程度的恢复。对于一些因各种原因暴盲不能复明的患者，一下子生活在黑暗当中，这种突然的生活打击，让他们如坠深渊，感觉生不如死，常常有轻生的念头，张老师就对他们说："现在医学很发达，很多方法都在研究，有些已经有眉目了，现在留一个好身体、好的眼底板，等好方法成熟了，你就有机会用上，就又可以看到了。"这让患者的心情一下子轻松不少。

二是要根据不同的患者和病症，采用不同的方法。张老师常用的一个办法是推心置腹地尽量用通俗的语言说明病情。有些患者问张老师青光眼是怎么回事，张老师就打比方说："上海地下有一个城市排水管网系统，人的眼睛同样也有这样一个系统，排水口堵住了，水排不出去或排出量减少，蓄积的水增加，眼压就会高上去，压力一高，视神经就会受压迫，时间长了就会萎缩。"对于高度近视眼的黄斑变性，张老师就解释给他们听："高度近视眼的眼球变大了，就好像一个篮球场变成了一个足球场，而浇灌的水管还是原来的，水不够用怎么办？人体有一个很强大的代偿系统，它会自己长出很多小血管，但这些小血管质量不好，非常容易破裂出血和渗出，黄斑出血、水肿等病变情况就出现了。"患者一听："哦，明白了。"

然后再告诉他（或她）自我心理调节的必要性和具体要求，特别是请一些这方面做得有成效的患者做现身说法，往往有事半功倍的效果。有些患者比较年轻，心态好，疾病恢复得相当好，性格又开朗，在诊室里就会把自己的心路历程、调节方法和注意事项与患者们分享，真比医师的开导管用得多。再比如说，对于眼病针灸中常遇到的熊猫眼征，因人眼眶中的血管非常丰富，而组织很疏松，治疗过程碰破了微小血管，加之患者之后的按压不到位，当时往往会出现眼眶组织的肿胀淤血，严重的会有视物不清、复视和球结膜出血，过两三天后不适感消失，但眼眶周围出现淤青块，像被人打过一样。对于初诊患者和他们的家属，头一次遇到这种情况相当紧张，再次来到就诊时，一些老患者马上会对他们做解释，有的还现身说法，并告知处理和预防的注意事项，患者的紧张情绪一下子烟消云散。

 ## 我的学习体会

其实良好的心理对于预防疾病的发生和获得良好的疗效起着举足轻重的作用。这就要求患者一定要克服自己对疾病的恐惧。

患者在患了难治性眼病之后，跑了很多医院，看过很多医师，常常关注点放在了最终的结局上，再加上清晨一睁眼就知道有病在身，往往情绪低落，焦躁不安，愁云惨淡，好像世界末日到了。树立健康的疾病观，培养良好的心态非常重要，是良好预后的基础。我们知道，日本江本胜博士有一个非常著名的水实验，这个实验还在联合国做过报告。他把水先放在-25℃的冰箱里冻上3小时，冻好后再放在-5℃的冰箱中，在里面放一个带摄像头的显微镜给水拍照，当给水瓶子上贴上无论何国语言的"我爱你"三个字时，水的结晶都相当美好。如果给水朗诵江本胜博士的诗："欢迎来到地球，这一趟路途遥远，真辛苦你了，这里暂时会是你甜蜜的家，你就在这里慢慢平复旅途的辛劳，爸爸跟妈妈会一直守护着你。"当水听到这首诗时，结晶也非常美丽。但是当给水瓶上贴上很恶的词语时，水结晶就相当丑陋。我们身体70%是水分，我们如果长期处在一种恐惧、怨恨、烦恼等状态中，身体里的水也必定是一种很丑陋的状态，疾病能不加重吗？著名的电影演员丁嘉丽曾说，他们到农村拍戏时，到老乡家借猪做道具，村民一般都不会借给，因为猪给他们用过后，因受到惊吓，第二天就会死的。想想看如果人长期处于这种状态，疾病肯定会逐渐甚至突然恶化。在《印光法师文钞》中也有毒乳害子的记载：一个哺乳期妇女，生气大怒，孩子哭闹，立马给孩子喂奶，结果把孩子给毒死了。所以，国外提倡生大气后半天内不要给孩子喂母乳。我也碰到过一个患者，生了个女孩，公婆不太高兴，在整个月子和哺乳期里，人的情绪都不好，自己身体出了问题，后面我问她小孩的身体如何？她说不知怎的，孩子从小开始就三天两头要跑医院。我把这个事情说给她听，她才恍然大悟。

美国斯坦福大学生理学家艾尔玛教授，曾经做过一个很著名的气水实验。他把人生气、悲伤、烦恼所呼出来的气搜集好，把这个气再通过一个管道，输入到一个盛有药水的瓶子里面，这个瓶子的水颜色就会发生改变。人愤怒时呼出的气，会让水变成紫色，悲伤时呼出的气会让水变成灰白色，他把紫色的水抽出来打到小白鼠体内，小白鼠在几分钟之内就抽搐死亡了。这个实验也验证了当我们有不良情绪的时候实际上是在分泌毒素。

而同样在美国，有个修蓝博士，用一种奇特的方法治愈了好几千例患者。他不需要直接接触患者，只做观想，观想自己的身体和患者一样，把患者的病当作自己的病，不断重复地说："对不起，请原谅，谢谢你，我爱你。"如果我们患上了病，对着自己的病，用"对不起，请原谅，谢谢你，我爱你。"来代替自己的恐惧和怨恨，那结果是不可同日而语了。很多治疗过程中出现奇迹的病例，多是心态调节非常好的患者。

从上面可以得知良好心态的重要性，当我们身体出了问题的时候，情绪上再出问题，让自己的细胞整天泡在毒液里面，那有多可怕？

现在人们也逐步意识到心理与疾病的密切关系。英国研究人员发现，胃溃疡、哮喘、老年痴呆症等各种疾病都与性格密切相关。现在微信上流行这样一个段子：每一种不良情绪对应一种疾病，急躁易怒的人易发原发性高血压，争强好胜的人易发消化道溃疡，心理冲突可诱发糖尿病，情绪不稳定会造成头痛，性格内向敏感、有悲观倾向的易得支气管哮喘，精神紧张易得神经性皮炎，长期过分压抑易长肿瘤。

但是良好心态和性格不是一蹴而就的，必须要树立正确的人生观和价值观，也就是我们老祖宗所说的修身。

彭鑫博士在一篇文章中谈到仁、义、礼、智、信对内脏的影响，看了以后觉得蛮有道理的。仁、义、礼、智、信，古人把它叫作五常，它与五伦（父子、君臣、夫妇、长幼、朋友）、四维（礼、义、廉、耻）、八德（孝、悌、忠、信、礼、义、廉、耻）一样是中国传统的道德规范。社会上对人评价时常常会说，这个人有道德，那个人缺德。道德也称天道，其实是指大自然的法则，指宇宙运行的规律。有道德是指能随顺自然的规则，按照自然运行的规律去做事。五常的常也是指自然状态，道德经中说："知常曰明，不知常，妄作凶。"也就是说，一个人如果处在正常状态的时候，他就有智慧，反过来，不按自然规律办事，恣意妄为，其结果就是凶灾。凶灾其中的一个具体表现就是疾病，有的甚至是一些绝症。

中医有个五行学说，用木、火、土、金、水这五种自然界的物质的属性来分析研究机体的脏腑、经络、器官等组织的相互联系和相互影响，以及与自然的关系。五常也和五行相对应。

五常里的仁与五行中的木相对应，对应的季节是春天，肝属木。仁者，爱人也，能爱人即为仁。春天是生长生发的季节，万物生机勃勃，生发向上，与肝舒畅调达的功能特性相应。上天有好生之德，这个生是指爱、仁的意思，对应我们的心理状态就是爱人。肝开窍于目，我们的肝如果出了问题，眼睛就会出问题。仁慈会养肝，仁慈的人肝血就通畅，气脉好，当然就长寿。所以说养生，养的就是这生生不息的肝气。

义指的是一个人的义务、责任、道义，在别人有难时帮人一把，即为义。它与五行中的金相对应，对应的五脏是肺。假如一个人肺气不足，可能在义方面会有问题。金的特性是肃降、收敛，金气过重的人要天天练习微笑。人只要一笑，全身紧张的气就放松，脏器就得到舒展，脏器一得到舒展，病就好了。

礼，示人以曲也。己弯腰则人高，对他人即为有礼。因此敬人即为礼。礼之精要在于曲。礼对应火，对应的五脏是心，在四季对应夏天。火曰炎上，是积极向上、开放的特性。《黄帝内经》中云："心者，君主之官""心主神明"，在脏腑中起统帅主导作用。仇恨的心态就会伤及心。因为嗔恨心是从心里往外发的，而且这种气是往里聚的，特别容易导致心慌、心跳、冠心病等一系列的疾病。如果你内心快乐了，身体就通畅，反过来身体好的时候，心态也是好的，所以把心态调整好，心脏的病就能得到缓解。

智，知道日常的东西。把平时生活中的东西琢磨透了，了解宇宙运行的规律，了解人与人之间关系，就叫作智。智慧对应的是五行中的水，对应的季节是冬天，对应的五脏是肾，而"肾开窍于耳"。"兼听则明"，一个人肾气足，耳朵就容易听进别人的规劝，也就有智慧。反之，能够听进去别人规劝，耳窍通了，肾气就足，自然就智慧了。

信者，实为人类之言，是人类从普遍经验中总结出来的智慧。远古时没有纸，经验技能均靠言传身教。信在五行中属土，在脏对应脾，在四季对应的是长夏。长夏是夏天跟秋天过渡的这段时间，这是万物孕化的时节。信也是诚信的信，"人无信不立"，我们做事也好，做人也好，靠的就是诚信，人要无信是立不起来的。身体状态也是如此，一个人特别有诚信，特别笃实，行动力特别强，心里边从不计较的人，肠胃就特别好。反过来，特别容易计较的人，肠胃就不好。

仁、义、礼、智、信，实际上就是教我们建立一种正常的生活和思维方式。现在西方有一种提法，叫作生活方式疾病，就是生活方式不对会导致疾病。我们古圣先贤的这些教诲，是先祖们用生命和鲜血换来的对周围世界的认识，恰好纠正我们不良的生活和思维方式，会让我们趋吉避凶，避免很多疾病的发生，甚至把很多已患的病给治好。

在《素问·举痛论篇》中有句话说："善言天者，必有验于人；善言古者，必有合于今。"天指的天地间的自然规律这个道理，道理是应在我们人身上的。所以我们要好好学习和领悟古圣先贤留给我们的宝贵精神财富，让我们恢复这五种正常的心理状态，生理状态也会随之恢复正常。

现在是一个物欲横流的时代，人心普遍比较浮躁，各种各样的坏病、怪病越来越普遍。我们慈悲的佛陀在几千年前就告诉我们"多欲为苦，生死疲劳，从贪欲起"，要"少欲无为，身心自在"，要"常念知足，安贫守道"。也就是说，我们每个人不管自己的身份、地位如何，在社会和家庭扮演的角色如何，都要静下心来，演好自己的角色，面对种种诱惑如不动，真能达到"天行健，君子以自强不息；地势坤，君子以厚德载物"，一定会有一个健康的身心。

张老师在这个方面给我们树立了一个榜样。张老师已经 70 岁了，每周工作 6 天，患者非常多，工作量很大。针灸工作对体力的要求很高，我们常自嘲自己是医院的农民工，很多患者对我们的评价是："哎呦，你比我们村办工厂的工人还辛苦！"我们年轻人都达不到这个体能。除了繁重的工作外，老师还一直笔耕不辍，不断有约稿，不断有精彩的文章和书籍面世。我们都觉得老师像个超人。其实这都源于老师的人品，淡泊名利，为人很厚道，没有嗔恨心，只有精进的医学探索……只有健全的人格和人品，才会有健康的身体。

由于各种原因，社会上对医师产生了很多误解，医患关系非常紧张，我们很多医师付出了真情和艰辛的劳动，得到的确是辱骂、威胁甚至是生命的危害，确实让人心痛和心寒。既然从事了这项高尚的职业，也就必须学会忍辱，"忍"这个字拆开看就是心的上面一把刀，要克服自身的习性是非常难的，在《圣经》中就有这几句话："克服己心，强如取城""不轻易发怒，胜过勇士"。能忍，有"心包太虚，量周沙界"的心量，才能取得大的成就。

在医患关系的处理方面，张老师也经常告诫我们要以人为本。张老师认为，在提供精湛、优质的技术服务的同时，具有高尚的医学道德十分重要。这就是医生对患者要有热心、同情心和耐心，加强医患沟通，促进相互了解和信任。应按照医疗告之制度，让患者对自己病情及诊疗过程，以及诊疗过程中可能出现的意外情况和如何处理意外情况，都一定要在治疗前实事求是，予以告之。这对一名针灸医师来说尤其重要。医师和患者之间的沟通，包括两方面：一是医师要学会认真地倾听患者诉说，这为医师治疗疾病提供了完整的信息；二是详细地解释，使患者了解自己的疾病，知道自己将要接受的治疗过程，以及在治疗过程中可能出现的疗效情况和如何对待出现的意外情况，要不厌其烦地倾听和解释，与患者建立很好的互信关系。在保证疗效的情况下，尽可能拉开每一次诊疗的间隔时间，以降低治疗费用和减少治疗时间。正因为如此，张老师的不少患者都能数年如一日，甚至坚持长达十多年的长期治疗。特别是针刺眼部穴，有时因不慎而出现眼部血肿即所谓的"熊猫眼"时，不等著者解释，其他患者就会马上安慰他，并教他如何应对，很快化解了矛盾。著者感到，有时候，病友的一句话往往胜过医师的解释几十倍。

作为一名医师，还要学会布施你的微笑、爱语、耐心。长眠在纽约东北部的撒拉纳克湖畔的特鲁多医师有个著名的墓志铭：To Cure Sometimes, To Relieve Often, To Comfort Always. 翻译成中文是：时有治愈，常常帮助，总是安慰。张老师这边有很多儿童患者，恐惧针灸，常常是大哭大闹，又踢又打，加之周围有这么多患者围着，我们常常都被弄得心烦意乱。张老师从来都很耐心，"嘿嘿"笑两声"这小孩"，于是就连哄带骗加鼓励，叫小朋友做数学题转移注意力，小朋友往往很快就能适应下来，并且开开心心地来就诊。成人患者们每次来就诊时也是心情愉快，在一起谈天说地，交流心得，有些患者还给张老师提建议："张医生，我们每次来都可以举办一个茶话会！"

《素问·宝命全形论篇》曰："凡刺之真，必先治神……经气已至，慎守勿失。"旨在言明治神守气是针灸治病的基本原则。其意义在于：一是在针灸施治前后注重调治患者的精神状态；二是在针灸操作过程中，医者专一其神，意守神气，患者神情安定，意守感传。张老师觉得，治神与守气是充分调动医者、患者两方面积极性的关键措施，要医患配合，治病更要治心，才能提高疗效，同时还能有效防止针灸异常现象和意外事故的发生。

（徐　红）

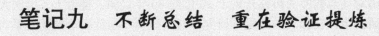

笔记九　不断总结　重在验证提炼

　　通过文献总结

　　张老师经常讲起在 20 世纪 90 年代初在荷兰诊治过的一个病例。这是一位 58 岁的老人，男性。主诉：双眼失明 8 年。患者于 1985 年，因患脑部感染性疾病后，视力骤然下降。近视时视力已等于 0，远视亦只能见物体之模糊影子。曾在荷兰多家大医院做眼科及神经科专科检查，均未查出病因，用各种方法（包括心理治疗）医治亦无效果，要求试用针灸治疗。

　　当时张老师做了仔细检查发现，其神志清楚，精神正常，外眼及眼底均未见异常。舌淡略胖，苔白微腻，脉弦略细。令人不解的是，在距双眼 1.1m 内视力为 0，1.1m 之外，可读出指数。

　　因为在国外行医，张老师怕万一发生眼区皮下血肿不好交代，所以在取穴时专门避开了眼区穴，只选了新明 1、光明、枕上旁线（头皮针穴）三穴。而主要在操作上下功夫。在运针过程中，他发现这位老人得气情况异常地好，针耳后新明 1 穴时，斜向上刺入 0.8～1 寸，以提插加小捻转法，这个从未有针刺经历的患者立即说有一股胀热气流从面颊部直冲眼底。张老师针足部的光明穴外踝部，针尖向上，以气至病所手法，使针感向上放射可达目。枕上旁线按常规刺法。针毕均接通 G6805 电针仪，连续波，频率 3Hz，电流强度以患者可耐受为度，通电 30 分钟。

　　首次针治后，即予检查视力，发现在距眼 1.0m 之处，已能见指数。视远物亦感清晰。每周针治 2 次。每次治疗后，视力都有提高，至第 7 次，可戴镜阅读报纸上较大字体。至第 15 次，已能看清报上最小号字体。又治疗 5 次以巩固疗效。

　　上面这一病例的精华之处在于强调"气至病所"手法的运用。平时，我们也发现在新明 1、风池、上天柱穴针刺时常采用不同的手法，来激针感促使向病所传导，以疏通经络、协调阴阳、提高其治疗作用促进经络气血的运行。为此，在我们的要求下，张老师给我们做了一个小讲课，介绍"气至病所"的手法，并重点讲解了几个穴位。

　　针刺得气是取得良好疗效的前提，早在《内经》中就提出"气至而有效"，表明了气与效的关系。当然，这一条文也可理解为得气的意思。但气至病所，应该看作是得气进一步向病变处延伸。"气至病所"一词首见于《针经指南》。历代医家十分重视运用"气至病所"的手法，如明代针灸家杨继洲指出："有病道远者，必先使其气至病所。"

张老师对气至病所的研究开始于 20 世纪 80 年代初。他考上了国医大师郭诚杰的硕士研究生，在郭老的指导下研究"气至病所"与针刺疗效的关系。张老师根据古今医家的经验和个人的临床实践总结了一套"气至病所"的手法：从时间程序上可分为针前准备和针后激发两个阶段，在内容上每个阶段还包含着各种不同的手法。

1. 针前准备　目的是为"气至病所"创造一个易于激发的条件。

（1）必先治神：进针前，要求医者聚精会神，专心致志，注意力集中在患者和毫针上，应"神在秋毫，属意病者"（《灵枢·九针十二原》），"必一其神，令志在针"（《灵枢·终始》）。患者则需心神宁静，情绪稳定。总之，"必使患者精神已朝，而后方可入针"（《针灸大成》）。强调治神的原因在于"神行则气行，神气之相随也"（《古今图书集成》）。同时，由于患者神志安定，使得全身肌肉松弛，而"缓节柔筋而心和调者，可使导引行气"（《灵枢·官能》）。曾有用入静诱导法，诱发"气至病所"，即与此有关。

（2）循切弹按：入针之前，如对所选穴位，施以适当的循切弹按手法，亦可促使"气至病所"。《素问·离合真邪篇》要求："必先扪而循之，切而散之，推而按之，弹而怒之，抓而下之。"《难经·七十八难》更具体地指出："当刺之时，先以左手厌按所针荥俞之处，弹而努之，爪而下之，其气之来，如动脉之状，顺针而刺之。"

张老师在临症中仅用循切两法。循法，系指在选取穴位的所属经脉上"上下循之，故令气血舒缓，易得往来也"。切法，它和爪法大同小异，前者"是用大指爪甲，左右于穴切之"，后者则"是用左手指爪连甲，按定针穴"（《针灸大成》）。所以二者可视为一法。操作的具体步骤是：先循经用拇指指腹适当按揉 1～2 遍，再以左手拇指指甲对需针之穴位切压，直至出现酸、麻、胀等感觉沿经向所应气至部位传导，再行进针。

2. 针后激发

（1）针芒法：针刺达到一定深度，稍加捻转提插，获得气感后，将针尖朝向病所，即如《针灸问对》所云："得气，便卧到针，候气前行，催运到于病所。"这里所说的得气感主要指医者手下之紧涩感而言，如"待气沉紧，倒针朝病"（《金针赋》）和"待外沉紧气至，转针头向病所"（《针灸大成》）。

针芒法，多用于向心或向上气至时，对控制针感传导方向及促进"气至病所"有较好作用。

（2）提插捻转法：此法以针芒法为基础，是激发"气至病所"的主要手法。其中，提插法，可催气运行，恰如汪机所说："将针提按，或进或退，使气随针至于病所"（《针灸问对》）。捻转法，则可控制气至方向，导气入病所，"内捻针，使气下行至病所""外捻者，令气向上而治病"（《针灸大成》）。

（3）热补凉泻法："气至病所"之后，则需根据病情虚实不同，进一步运用手法，使所至之气，或凉或热，以达到补虚泻实、温寒清热的目的。其法可概括为以下两类。

①提插法：即在上述提插捻转法基础上，突出进退手法，并对提插之幅度、速度、方向及力量，按不同病情进一步加以调整。补法，慢插紧提；泻法，紧插慢提。以热补为例："以大指努力，针嘴朝向病处，或上或下，或左或右，执住，直待病人觉热方停"（《针灸大成》），这是热补凉泻法最常用的手法。

②呼吸法：即在用上法时结合运气法，令患者口鼻按一定方式呼气或吸气，更可促进热气或凉气达于病所。以凉泻为例；"当泻之时，候气至病，更用生成之息数，令病人鼻中出气，口中吸气，按所病脏腑之数，自觉清凉矣"（《针灸聚英》）。另外，在治疗病症时，也同样："令患人吸气五口，使针力至病所，此乃运气之法，可治疼痛之病。"呼吸法，由于针刺手法结合气功运气，具有一定临床意义。

（4）辅助手法：如用上述手法仍不能使"气至病所"或气至感觉不满意时，则可加用辅助手法。这些手法均是后世医家根据《内经》《难经》所记载的针前手法，如循、推、弹、按进一步发展衍化而来。在名称上虽和上述的针前手法相一致，但其具体操作方法和时间则并不相同。本法主要用于针入之后。

①弹努法：这里专指以指甲弹针，促使"气至病所"而言。"弹而努之者，是用指甲弹针，令脉气月真满，而得疾行至于病所也。"此法实际效果较差，目前已很少采用。

②循扪法：针刺后，"以手循经络扪循至病所"（《卫生宝鉴》）。具体地说，"扪者，摩也……循者，用手于所针部分，随经络上下循按之，使气往来，推之则行，引之则至是也"（《针灸大成》）。此法至今仍为针灸家所推崇。

③通经接气法：本法用于传导之气为关节所阻滞而不得前进时。《金针赋》谓："若关节阻涩，气不过者，以龙虎龟凤通经接气，大段之法，驱而运之，仍以循摄爪切，无不应矣。"按其所说，较为繁复。我们体会，气为关节所阻虽颇常见，只要加强提插捻转手法，再予"循摄爪切"，多可通经接气。

④按压堵截法：本法用以控制针感传导的方向，能使气集中并沿所需的方向运行。其法是在针刺穴位附近该穴所属的经线上，按压与病所方向相反的部位，促使所得之气向一个目标——病所传导。恰如《金针赋》所说："按之在前，使气在后；按之在后，使气也前。运气走至疼痛之所。"此法颇为针灸家所重视。

以上除第一种外，后三法均属常用。既可同时运用，亦可单独操作，宜灵活掌握。

"气至病所"手法虽分两个阶段，但在实际操作中，应视为一个整体，各种手法，仅是不同的步骤或环节而已。除了熟练掌握手法促使"气至"外，还应强调辨证论治，正确组方配穴，才能达到预期治疗目的。不同的穴位，不同的病症对气至有一定的要求。

①新明穴：新明穴是 20 世纪 70 年代针灸工作者在自身实践中发现的新穴，用于治疗眼底疾病。其针感强烈，具有益气化瘀明目作用。其中新明 1 穴，位于耳垂后皮肤皱纹之中点，翳风穴前上 5 分。此穴不仅对各种眼病有显著疗效，而且对面肌痉挛、三叉神经痛亦有满意疗效。关键在于针刺方向的不同：在治疗眼底病时，其针刺方向往目外眦，使针感向目外眦方向传导。治疗面肌痉挛或面神经麻痹时，其针刺方向须朝向鼻尖，进针后，如为面肌痉挛，可采取中等程度的提插为主捻转为辅的平补平泻之法；对病程长的难治性面肌瘫痪，则宜采用反复小幅度快速的提插捻转补法，均促使针感向面部传导。治疗三叉神经痛时，针尖宜朝向为疼痛的神经支，进针后，宜通过反复大幅度提插之泻法，使针感向病所放散，往往能较好地控制剧痛。张老师印象最深的是一位刘姓青年患者，右侧颞部暴力外伤至视力严重减退 20 天，诊断为视神经挫伤，经药物治疗未见好转。当时查视力为 5cm/手动。针右新明 1 穴，运用捻转加小幅度提插手法（泻法），针感放散至右颞侧，继针新明 2 穴，用同一手法促使针感向眼周放散。留针 30 分钟，去针后，再测视力，已提高至 2m/指数。同法针治 3 次后，视力达 0.1。

②风池穴：由于风池穴属足少阳经，是足少阳和阳维之会，而肝与胆互为表里经，肝与目的关系密切。同时，风池穴虽位于项后，但与甲状腺前后相对，有近治作用，是治疗甲状腺功能亢进的验穴。对甲状腺功能亢进引起的突眼症，也多取治该穴。《通玄指要赋》："头晕目眩，要觅于风池。"所以该穴可治疗眼底病、偏头痛、颈椎病及甲状腺功能亢进引起的突眼等多种病症。但在针刺时要强调它的针刺方向。如：治疗眼底病时，其针刺方向为同侧眼内眦，针感放射至头额部或眼部；治疗偏头痛时，针刺方向为朝目外眦，使针感放散至同侧颞部；治疗甲状腺功能亢进时，针刺方向朝下颌部或口鼻部，使酸胀感充满整个颈部；治疗颈椎病时，针刺方向为朝对侧风池，针感放射至颈枕部。

③大椎穴：属督脉与六阳经之会，有升阳、益气、泻热、补虚等多方面的效能。我发现，要充分发挥这些功效，与针刺方向关系颇为密切。如防治感冒、退热，直刺针尖微向上；治疗颈椎病，针尖略向下斜刺，二者均可刺 1～1.2 寸。针感，前者以局部胀感为主，后者可向下或一侧上肢放散。如治疗顽固性皮肤病，则如前所说，针尖贴皮下，向下平刺。

④秩边穴：为足太阳膀胱经的穴位，位于臀部，可以健腰腿，利下焦。张老师多用其治疗坐骨神经痛、前列腺肥大、遗尿、梨状肌损伤等病症。但不同病症，在施治时，掌握其针刺方向十分重要。本穴多选用 28 号 4～5 寸长毫针。治疗坐骨神经痛时，针刺方向为垂直向下直刺，通过提插捻转的手法，使针感向下肢部传导；治疗梨状肌损伤时，针刺方向略向四周散刺，即进针后在肌层内向不同的方向反复进针、退针，使针感传向整个臀部；治疗前列腺肥大和遗尿时，针刺方向须斜向内侧深刺（4～4.5 寸），通过提插捻转的手法，使针感向下传至会阴部。

⑤上天柱为经外穴，治疗突眼是针刺方向向同侧瞳孔，治疗甲状腺肿向同侧颈部。具体手法是用手持针柄缓慢地大幅度提插加小捻转。此穴针感明显，但要

促使气至病所，尚须反复施行。

后来，当我们逐渐在临床中掌握气至病所手法之后，深深体会到它的运用对相当多难治病，尤其是难治性眼底病，确有着相当重要的价值。

在临床过程中总结—— 张老师针灸治疗青光眼

我们在长期的跟师过程中，每次都要面对数十例不同的患者，深深感到如果不加以收集、整理，很多宝贵的临床经验就会丢失。而只是流于一般的记录保存，也难以真正消化为自己的知识，更不可能推广应用于临床。所以，我们对他的经验，第一步是进行全面系统地总结。我们总结张老师针灸治疗青光眼就是一个例子。

每个人的眼睛都有一套排水系统来维持眼压的平衡。眼睛里有一个小池子，睫状体的睫状突产生的房水不断地流入由前、后房组成的小池子中，再由前房角将水不断向外排，形成池水（眼内）的平衡。如果排出口被阻塞（房角完全或不全关闭），池水无法排出，而房水又源源不断地涌入，引起房水涨满，眼压急剧升高，就导致青光眼的发生。

青光眼是一组威胁和损害视神经及其通路而损害视觉功能，主要与病理性眼压升高有关的临床综合征或眼病。其临床表现主要为眼压升高、视神经萎缩、视网膜神经纤维层的变性和坏死、视野缺损，终致失明。青光眼可发生在任何年龄，是主要的不可逆的致盲眼病之一，严重影响患者的生活质量。目前用以控制眼压的方法主要有药物、激光和手术等方法，临床上经这些方法控制眼压至正常范围后，仍不能完全阻止视神经的损害，而且这些方法本身会产生一定的不良反应或并发症，有时甚至能成为致病因素。

由于现代社会，看电影、躺着看电脑、手机等视频已经成为人们主要消遣方式之一，再加上上班长时间过度用眼及精神压力大、生活节奏快等因素，青光眼的发病率也呈不断上升趋势。易患青光眼的人群年龄也已从 40 岁提前到了 35 岁。不少小白领在公司体检时查出高眼压。青光眼已成为我国严重的慢性致盲眼病之一。青光眼根据临床表现可分为原发性青光眼、继发性青光眼、混合性青光眼及先天性青光眼等，而结合前房角镜所见，又可分为开角型和闭角型两种。

张老师在长期的临床实践中发现，针刺法主要适用于原发性开角型青光眼，以对正常眼压（低眼压性）青光眼疗效最佳，而对于这类青光眼，现代医学治疗手段较少，预后也较差，针刺可作为首选之法。下面这个病例我记忆颇深。

这是一位姓沙的退休职工，因为他的夫人一直在张老师这儿治疗眼病，觉得效果不错，便介绍他来试试。于 2007 年 3 月 31 日初诊。当时主诉：双眼视物模糊，视野缩窄伴头部胀痛已多年。经进一步询问，他告诉我们早在 6 年前就经某专科医院确诊为慢性开角型青光眼。医生曾给他开美开朗等多种降眼压的药物治疗，每天要用 2 种眼药水，早、中、晚分别滴眼，但一直难以控制症状。眼压始终在 23～28mmHg，视野进行性损害明显。当时检查：双眼眼压分别为 25mmHg（左）和 27mmHg（右），视野：双鼻侧视野缩小，且向心性缩窄。C/D 比为 0.8。这是典型的慢性开角型青光眼。张老师要求他每周针灸治疗 2 次，除了经常测眼压外，每 3 个月做视野检查 1 次。这个患者治疗十分认真，一年后，眼压一直维持在 16～19mmHg，视野不断改善，连一直为他治疗的眼科医师也颇为惊奇。所用药物，由 2 种逐步减为 1 种，每天滴眼 1 次。针刺治疗从第三年起已改为每周治疗 1 次。为了维持疗效，加用耳穴：眼、目 1、目 2、肝、肾、神门、耳中。用王不留行籽贴压，每次取一侧耳，两侧交替。嘱其自行按压，每天 3 次，每次每穴按压 1 分钟。治疗 4 年后，停止任何药物，仅仅每周或隔周针刺 1 次，至今已坚持 9 年。眼压稳定于正常水平，视野明显扩大，C／D 比由原 0.8 缩至 0.5。

这是张老师所治的数十例开角型青光眼患者中，坚持治疗最长的一例。它至少表明以下几点：一是针灸不仅对眼压的改善有效，而且对其他相关指标的改善也有效；二是在各种症状体征改善之后，停用药物而单以针灸治疗也是有可能的，当然，必须慎重，宜不断检测各项指标，而且仅适用于长期坚持的患者；三是，对本病患者，针灸治疗要求能长期坚持，为了使之能坚持，延长针刺的间隔时间，并采用耳穴贴压等法来维持疗效应该是一种行之有效的方法。为此，我对临床上所有张老师治疗过的病例进行收集总结，得出了张老师治疗青光眼的一个规范化治疗方案。方案如下。

（1）基本方

取穴：目窗、太阳、风池、新明 1（位于耳垂后皮肤皱褶之中点，相当于翳风穴前上 5 分）、上睛明（睛明穴上 5 分）、球后、承泣、上天柱（天柱穴上 5 分）。

操作：风池穴针尖向鼻尖方向快速进针，运用导气法，以针感达到眼部为佳。目窗穴顺经平刺 13～25mm。太阳穴直刺 13～15mm，运用导气法获得酸、麻、沉胀感。新明 1 左侧穴要求术者以右手进针，右侧穴要求术者以左手进针，针体与皮肤呈 45°～60°，向前上方快速进针，针尖达耳屏切迹后，将耳垂略向前外方牵引，针体与身体纵轴成 45°向前上方徐徐刺入，当针体达下颌骨髁状突前面深度 25～40mm 时，耐心寻找满意针感，针感以热、胀、酸为主；如针感不明显时，可再向前上方刺入 7～12mm，或改变方向反复探寻，针感可传至颞部及眼区。用捻转加小提插手法，提插幅度 1mm 左右，一般运针时间为 1 分钟，捻转速度与刺激量灵活掌握。一般文献上记载上睛明为睛明穴上 2 分，但张老师多取睛明穴上 5 分，效果好且不易引起眶内出血。上睛明穴直刺 25～30mm，得气为度，略做小幅度捻转后留针。球后，针尖略向上进针 25mm 左右，要求针感至眼球有胀感。上天柱穴向正视瞳孔方向刺入，用徐入徐出导气法，使针感向前额或眼区放散。G6805 电针仪一般接在风池和目窗或太阳和风池穴上，用连续波，频率 2Hz，强度以患者能忍受为度，也可用疏密波，通电 30 分钟。如针刺上述穴位病情控制不明显，再加用太冲穴。每周治疗 2～3 次，维持治疗时每周治疗 1 次，余穴行常规刺入。

（2）辅助方

耳穴方：穴取支点（在耳轮上，直肠与尿道中点）、肝、肾、眼、神门、耳背降压沟。操作：用磁珠或王不留行籽贴压，令患者每日按压3次，每穴按压1分钟，可邻近数穴同压，宜一压一放，力度以有胀、痛感为佳。注意不可揉捻，以防破损表皮，引发感染。每次一耳，两耳交替，每周换贴2~3次。

上述组方重在发挥综合治疗作用。基本方是治疗的基础：风池、目窗穴均为肝胆经穴，重在疏泻肝胆上逆之气，降压明目；太阳、上睛明、承泣穴则系眼区或眼周经穴或经外穴，更有助于增强眼区气血运行，活血明目；新明穴为现代发现对眼底病变有特效之新穴，可益气明目。组方又重在近取（眼区穴）和中取（头及颈部穴）相结合，实践表明更能提高疗效。辅助方重在加强和维持疗效。

在手法上，强调得气和气至病所。眼区穴位，必须有明显的得气感，但不可过分强烈，如患者反映有针碰到眼球的感觉，要做适当的调整。这就是《内经》中所说的谷气。新明、风池及上天柱穴，要求针感分别到太阳穴附近、前额甚至眼区。如气至不满意，可反复用徐进徐出的导气法调整。

临床如战场，不断总结各方经验，灵活运用，才能提炼出最佳方案。

除去总结张老师针灸治疗青光眼的经验外，我们还有计划地总结他针灸治疗年龄相关性黄斑变性、动眼神经麻痹、眼肌痉挛、视网膜色素变性、外伤性视神经挫伤等经验，并发表在《中国针灸》《上海针灸杂志》《中医杂志》《中国中医眼科杂志》等一些核心刊物上。张老师在40年的眼病治疗探索中总结出来许多有效的眼病针灸治疗方案，但临床治疗方案总结出来后，还必须对其疗效进行系统客观的评价，才能有很强的说服力，才能在临床推广运用，让更多的患者受益。所以我们又和所带的几位研究生一起对张老师的四个病种的规范化治疗方案进行了观察。现介绍如下。

（一）综合针刺疗法治疗湿性年龄相关性黄斑变性疗效观察

年龄相关性黄斑变性，又称老年性黄斑变性，是发达国家视功能障碍和失明的主要原因，在发展中国家发病率有明显上升趋势。在美国，65岁以上人群的患病率为0.9%，而超过75岁其患病率增至28%。近年来，随着我国人民生活水平的提高，人口日益老龄化，该病发病率明显增加，成为眼科防盲研究的重要课题之一。该病临床上主要分为干性年龄相关性黄斑变性和湿性年龄相关性黄斑变性，干性年龄相关性黄斑变性起病缓慢，双眼视力逐渐减退，可有视物变形；湿性年龄相关性黄斑变性又称渗出性年龄相关性黄斑变性或新生血管性年龄相关性黄斑变性，患者视力突然下降，视物变形或中央暗点。

年龄相关性黄斑变性的发病机制非常复杂，国内外对其发病机制进行了大量的基础和临床研究，但其发病机制仍不清楚，可能年龄相关性黄斑变性与光损害和氧化损伤、炎症反应、年龄、血管因素和脉络膜新生血管、视杆细胞易感学说、遗传与基因、饮食、吸烟等因素有关。最近几年，针对年龄相关性黄斑变性的治疗也有很多，主要有预防性治疗、光动力学疗法、手术治疗、放射治疗、激光光凝治疗、基因治疗、黄斑下手术、经瞳孔温热治疗、药物治疗等方法，但这些方法都有很高的治疗风险和副作用。

年龄相关性黄斑病变的治疗是国内外的热点，现代医学没有十分特效的治疗方法，而针灸治疗黄斑变性尚未引起我国针灸界的充分重视。首篇有关针灸治疗本病的报道见于1990年，迄今为止，能查到的针灸治疗本病的临床文章也很少。而张老师对此病的治疗，颇有效验。

治疗方法如下。

取穴与操作

（1）针刺取穴：新明1（位于耳垂后皮肤皱褶之中点，相当于翳风穴前上5分）、丝竹空、瞳子髎、上睛明（睛明穴上5分）、承泣、上明、球后、新明2（眉梢上1寸旁开5分）、太阳、风池、上天柱。其中瞳子髎和丝竹空、上睛明和承泣、上明和球后、新明2和太阳、风池和上天柱穴交替使用。

刺法：令患者取坐位，局部皮肤常规消毒，用直径0.25mm、长25～50 mm一次性华佗牌无菌针，根据穴位不同，选择不同深度进针，均采用提插捻转补法，眼周针刺时防止出血。

（2）电针：G6805电针仪一般接在新明1、丝竹空穴上，用连续波，频率2Hz，强度以患者能忍受为度，也可用疏密波，通电30分钟。每周2～3次治疗，维持治疗时每周治疗1次。

（3）穴位注射：针刺后予甲钴胺注射液注射球后穴，每穴注射0.5 ml（双眼发病）或1ml（单眼发病）；复方樟柳碱注射液注射太阳穴或球后穴，每穴注射1ml。

（4）梅花针叩刺：取穴为正光1和正光2。用梅花针在穴区0.5～1.2cm范围内做均匀轻度叩打，每穴叩50～100下，以局部红润、微出血为度。

（5）耳穴：眼、目1、目2、耳中、肝、肾、神门穴，用磁珠或王不留行籽贴压，令患者每日按压3次，每穴按压1分钟，力度以有疼痛感而不弄破皮肤为佳，每次一耳，两耳交替，每周换贴2～3次。

选用视功能损害眼病患者生存质量量表、视力和Amsler方格表检查作为观察指标，并进行临床疗效评定。以三个月为一个疗程观察疗效。

本研究入组患者共39例，其中一名患者因不能按疗程治疗而中途退出，另一名患者因联系方式不详，门诊失访，最终完成治疗及评价并纳入统计者共37例，67只眼。年龄最大78岁，最小39岁，平均年龄（61.552±10.797）岁；病程最长6年，最短0.5年，平均病程（1.933±1.390）年。

结果显示：经过三个月治疗后，年龄相关性黄斑变性患者的视力和视功能损害眼病患者生存质量量表得分都较治疗前有了明显的改善，治疗前后得分差异有显著性（$P=0.000<0.05$），治疗后视力高于治疗前；患眼Amsler方格表检查改善明显有9只，占18.8%，轻度改善有29只，占60.4%，无改善有10只，占20.8%，总改善率79.2%；治疗后患眼显效有10例，占14.9%，有效患者有42例，占62.7%，

无效患者 15 例，占 22.4%，总有效率达到 77.6%；患者年龄与疗效评定呈负相关性（$P=0.000<0.05$），相关系数为 -0.597，即患者年龄越大，疗效越差；患眼病程与疗效评定呈负相关性（$P=0.000<0.05$），相关系数为 -0.671，即患眼病程越长，疗效越差。

该课题得出的结论是：针刺综合治疗年龄相关性黄斑变性疗效显著，同时能提高患者生存质量，并且患者年龄越轻，患眼病程越短、疗效越好。

（二）针刺结合穴位注射治疗视神经萎缩的临床疗效观察

对 2012 年 1 月 1 日至 2014 年 1 月 1 日张仁医师针灸门诊收治的符合视神经萎缩患者进行筛选，按病因分为视神经炎 19 眼、外伤 20 眼及青光眼 19 眼共 3 组。以三个月为一疗程，观察患者视野、视力，以及 VEP 三方面的变化情况，同时分析影响疗效的因素。

（1）体针取穴：新明 1，新明 2，承泣，上睛明，太阳，上天柱，风池。青光眼患者加目窗穴。新明 1 及太阳穴接电针，连续波 30 分钟。

《素问·刺要论篇》有云："病有浮沉，刺有浅深。"张老师强调得气和气至病所。眼区穴位，必须有明显的得气感，但不可过分强烈。新明 1、新明 2 及上天柱穴，要求针感分别到太阳穴附近、前额甚至眼区。如气（感）至不满意，可反复用徐进徐出的导气法调整。另外，应注意眶内穴位进针时，针下不应该有阻力，如有阻力可能针尖触及血管或眼眶壁甚至眼球，可将针体退出少许，调整方向再进。

方解：新明 1 和新明 2 穴，两者均为现代治眼底病之经验穴，重在疏通气血；承泣穴为多气多血之足阳明起始穴，阳跷、任脉、足阳明之交会穴，与经外奇穴上睛明穴同位于眼区而有益气活血、涵养神珠之功；上天柱穴为上海已故针灸名家金舒白教授所创，原本用于治疗内分泌突眼，现取其活血化瘀之效。因其内邻督脉之风府，外近足少阳之风池，挟持三阳之经气，而阳经均会集于头部，"其精阳气上走于目而为睛"，具有通窍明目、清癖散结之功能，从而疏导眼部气血之凝聚，是治疗眼底病要穴。目窗穴：别名至营，足少阳、阳维之会。该穴布有额神经内、外侧支的吻合和颞浅动、静脉额支，主治头痛，目眩，青盲内障，目赤肿痛。

（2）穴位注射：针刺后在太阳或球后穴穴位注射，注射药物用甲钴胺和复方樟柳碱，如眼压高者用丹参注射液代替复方樟柳碱。

我们把治疗三个月前后的各项观察指标进行统计学分析，结果发现：①针刺综合疗法可改善视神经萎缩患者的视功能，三个月治疗后，根据综合疗效评定，显效率为 18.9%，有效率为 55.2%，总有效率为 74.1%。②三种病因引起的 OA，外伤及视神经炎组的疗效明显优于青光眼组，而外伤组和视神经炎组疗效差异无统计学意义。③针刺综合治疗疗效与患者年龄、病程相关。年龄越小疗效愈好；病程方面，三个月之内得到治疗的患者疗效优于大于三个月后才得以治疗的。

（三）针刺治疗原发性视网膜色素变性疗效观察

视网膜色素变性是一类以进行性光感受器细胞和色素上皮细胞变性导致的遗传性眼病。其主要的临床表现为早期出现夜盲，进行性视野缩小，视盘颜色蜡黄，视网膜血管狭窄，骨细胞样色素散布和视网膜电图异常或者无波。RP是眼科常见的遗传性视网膜疾病，全世界的发病率为 1/5000～1/3500。由于现代医学没有确切有效的治疗方法，且致残率极高，预后较差，严重影响患者生存质量。

随着科技水平的进步，许多致盲性疾病已逐步得到控制，但 RP 的致盲率却居高不下，成为当今致盲率较高的疑难眼病。目前，西医针对 RP 尚无理想的临床治疗措施，研究重点在于视网膜移植及基因疗法，但由于视网膜移植手术并发症较多，基因治疗大多还在实验阶段，未能用于临床。故近十余年来，临床眼科对 RP 的治疗效果不明显，迄今尚无安全有效的治疗方法。因而，该病成为近年来国内外基础与临床医学的研究热点。

张老师早在 2000 年就对该病的治疗做了一个初步观察，在治疗的 65 例患者中，显效 8 例，有效 38 例，总有效率为 70.8%，并发现针刺疗效与患者年龄、病程、基础视力、视野有关。

我们收集了自 1998 年至今接受针刺综合治疗的视网膜色素变性患者共 26 例（51 眼）。采用自身前后对照的方法，回顾记录入组病例针刺治疗三个月后及针刺治疗至今视力、视野、视网膜电图和视功能损害眼病患者生存质量量表得分，以及治疗后临床显效、有效和无效的患者人数及比例情况，进行临床疗效评价。

结果显示：①针刺对视网膜色素变性患者具有治疗作用，可提高基础视力，改善视野光敏度；②针刺治疗能提高患者生存质量满意度；③针刺治疗对于年龄较小、病程较短及基础视力较好的患者疗效更加显著；④长期坚持治疗能延缓疾病发展。

1. 体穴

（1）主穴：新明1、新明2、球后、上睛明。

（2）配穴：风池、翳明。

2. 治疗方法

（1）针法：主穴每次均选，配穴每次取一对穴，两穴轮用。新明 1 穴，以 0.25mm×40mm 一次性不锈钢毫针，针体与皮肤呈 45°～60°，快速破皮后，缓缓向外眼角方向徐徐刺入，深度 1～1.5 寸，耐心寻找针感，以酸、胀、热为主，以求得针感向眼眶内或外眼角放射。球后、上睛明穴垂直进针，直刺 0.5～1 寸至眼球出现酸胀感为度，不捻转。新明 2 穴，针刺以 0.25mm×25mm 垂直进针，手法同新明 1 穴。风池穴向对侧眼睛内眦方向直刺 0.8～1.2 寸，翳明穴则针向外眼角方向，两穴经反复提插捻转均至有针感向前额或眼区放射。针刺得气后，G6805 电针仪连接新明 1 穴和新明 2 穴，观察眼睑上有无跳动，如无，可适当调整针尖方向。用连续波，频率 200 次/分，强度以患者可耐受为宜，通电留针 30 分钟。

（2）穴位注射：甲钴胺注射液 0.5mg（0.5mg/ml）注射球后穴；复方樟柳碱注射液注射太阳穴或球后穴，每穴 1 ml。

（3）皮肤针：正光 1 穴和正光 2 穴处用皮肤针每穴位叩刺 50～100 下，以局部红润、微出血为度。

（4）耳穴：取穴为眼、目 1、目 2、耳中、肝、肾、神门穴，用磁珠或王不留行籽贴压，令患者每日按压 3 次，每穴按压 1 分钟，力度以有疼痛感而不弄破皮肤为佳，每次一耳，两耳交替。

（四）针刺治疗眼肌痉挛疗效的对照观察

前面曾提到张老师眼睑痉挛的几个病例。

眼睑痉挛是指眼轮匝肌的痉挛性收缩，单眼或双眼均可受累，持续痉挛时间可长可短，痉挛的表现为非意志性强烈闭眼的不断重复。其也是一种难治性眼病，多好发于中老年人，女性多于男性。该病通常呈隐匿性，在精神紧张、情绪不佳时病情加重。患者早期表现为眨眼次数增多，眼睑发沉，常会在注视人、物时出现阵发性双眼睁开困难。虽有眼睛刺激感、发干、畏光等眼部症状，但经眼科检查并没有眼科异常的表现。晚期出现持续性眼睑闭合，使患者不能直视对话者，不能阅读或看电视，不能单独上街或过马路，甚至出现功能性视觉盲。随着我国人口逐渐老龄化，该病的发病率有逐年上升的趋势。该病的发病机制不清，治疗一直是一个棘手的问题。现代医学目前采用 A 型肉毒杆菌毒素局部注射治疗，虽有一定效果，但有不良反应，且易于复发，需要重复使用。

这是我们在临床上常见的病种之一。为了证实张老师的方法是否具有可普及推广的价值，以及加用脉冲电刺激后，是否可进一步提高疗效，我们做了以下对照研究。

一共收集了 70 例患者，均经各大医院眼科或神经内科检查确诊，并排除器质性疾病，精神状态正常，不包括继发性的眼睑痉挛。按就诊顺序将患者随机分为观察组 35 例和对照组 35 例，两组患者性别、年龄、病程、痉挛程度等一般资料经统计学处理，差异均无统计学意义，具有可比性。

观察组的取穴，主穴为攒竹、鱼尾透鱼腰、新明 1、四白、印堂穴；配穴为风池、上天柱、听会、阳白、头针视区。操作时让患者取正坐位，所针穴位常规消毒后，采用 0.25mm×25mm 一次性针灸针，针身与皮肤呈 30°由攒竹穴刺向上睛明穴，进针 15～25mm；针鱼尾穴时，用 0.25mm×40mm 毫针，以水平横透法透至鱼腰穴；新明 1 穴，选用 0.30mm×40mm 毫针，快速刺破皮后，缓缓向下关穴方向针刺，透至下关穴深层，进针 25～35mm，再施提插手法，使针感达到眼区。以上 3 组透穴，针尖均朝向眼周，在进针过程中应用轻巧的手法反复仔细探寻，以求得针感向眼眶内或眼角放射，要求眼眶及眼球内产生强烈的酸、困、重、胀感或流泪为准。四白穴直刺 20mm；印堂穴向鼻尖方向平刺 25mm，针刺后均以快速小幅度捻转手法，每穴行针 1～2 分钟，捻转频率每分钟约 200 转。

配穴是根据痉挛程度添加的。风池穴针刺时，针尖微向下，向鼻尖斜刺25~35mm，上天柱穴直刺或斜向下刺25~35mm，风池、上天柱两穴以慢入慢出导气手法，反复施行，幅度相对较大，促使针感向前额或眼区放散。听会穴针刺时，微张口，直刺25~30mm，采用快速小幅度捻转手法使针感向眼眶或面颊放射。针刺阳白穴时，针尖向鱼腰穴方向透刺，进针15~25mm，行捻转手法使前额热胀。头针操作时，选用长40mm或50mm毫针，与头皮呈15°从枕上旁线上端快速刺入头皮下，使针尖达到帽状腱膜下层，针身与头皮平行，捻转进针35~40mm，进针后亦快速持续捻转1~2分钟。

针刺后选择同侧攒竹与四白穴为一对，接通G6805电针仪，用疏密波，通电30分钟，强度以患者可耐受为宜。操作电针时，须观察到眼睑随脉冲电的疏密频率而跳动，如无此现象，宜适当调整针尖方向。隔日1次，每周治疗3次，12次为一疗程，疗程间不休息，继续下一疗程，3个疗程后统计疗效。

上述治疗眼睑痉挛的这个规范性治疗方法是张老师多年的临床实践总结出来的，命名为"益气通络"针刺法。眼睑痉挛属中医学"胞轮振跳"范畴，中医学认为，本病多由于肝脾气血亏虚，不足以濡养胞睑筋脉，筋肉失养而跳动，血虚日久生风，风性动摇，牵拽胞睑振跳不已。故选用攒竹、鱼尾、四白等眼周局部穴位，益气补血，达到促进胞睑滋养之效；阳白、风池、听会均为胆经穴，肝胆互为表里，以抑制内动之肝风；新明1穴、上天柱穴、头针视区是治疗眼病的经验效穴；印堂穴则具有镇静安神之功效。诸穴合用可调节脏腑、经络气血，达到补益气血、疏通经络的目的。

对照组的取穴和配穴与观察组相同，就是操作上不用电针。

疗效观察指标选用如下。①眼睑痉挛程度（参照Jankovic分类法）。0级：无痉挛；1级：外部刺激引起瞬目增多；2级：轻度痉挛，眼睑轻微颤动，无功能障碍；3级：中度痉挛，眼睑痉挛明显，有轻度功能障碍；4级：重度痉挛，眼睑痉挛严重，有明显功能障碍，影响工作和生活。②疗效评定标准（参照国家中医药管理局颁布的《中医病证诊断疗效标准》并结合眼睑痉挛程度制订疗效标准）。痊愈：眼肌痉挛消失，痉挛强度降至0级；显效：眼睑痉挛频率明显减低，程度明显减轻，痉挛强度下降2~3级；有效：眼睑痉挛频率减低，程度减轻，痉挛强度下降1级；无效：痉挛强度无变化或加重。另定义"复发"为痉挛强度上升1级或1级以上。

疗程结束后，把所得的数据都经统计学分析处理，结果显示：①两组治疗的总有效率比较起来无差别，但是在愈显率方面观察组的临床疗效要优于对照组；②对所有愈显患者于疗程结束半年后进行复发情况随访，剔除继续维持治疗的患者，最后观察组随访20例、对照组随访11例，观察组的复发率为20.0%，对照组的复发率为54.5%，观察组复发率低于对照组。

这个结果说明，手法和电针疏密波的结合起到了协同作用，对提高治疗眼睑痉挛的近远期疗效具有意义。在强调针刺手法基础上附加脉冲电刺激用疏密波，既加强针感又可起到松解痉挛肌群的作用，以增强得气感应，扩大得气感觉，从而实现疗效的提高。

 ## 通过科研进行总结

随着跟师进一步深入，我们又逐渐不满足于局限于经验的总结。我们觉得对临床经验还要如毛泽东同志所说的，通过对照验证做一番"去粗取精，去伪存真"的功夫，提炼加工，揭示临床规律，提出确有优势特色的治疗方案，才能推广于临床，造福患者。可以干眼病的经验传承为例子。

这是 2012 年 4 月的一天，诊室来了一位姓徐的年轻俏丽的姑娘。她是个留学生，专程从德国慕尼黑大学回来治病的。她告诉我们，目前她刚刚完成硕士论文。因为她成绩优秀，导师特地介绍她去一家世界著名的会计师事务所实习。由于要同时面对三台电脑，使她本来在完成论文时已经不适的眼睛，更是如雪上加霜。不到一周，两眼只要一接触电脑便如火烧般干痛，平时也干涩酸痛，连书也不能多看。她曾去学校医院做过检查，诊断为干眼症。配了点眼药水，滴了当时眼睛舒服一些，但过后症状如旧。由于症情日益加重，不要说实习，连修改论文也难以进行。和父母联系后，她请了一周的假，决定回国治疗。在此之前，她的父亲曾咨询过张老师。所以回国的当天，不顾时差还未调整，就直奔我们的名医诊疗所。张老师仔细问了病情，说，因为她行程紧张，今天先治疗一次，让她第二天至市眼病防治中心做一次泪液分泌和泪膜破裂测试，以便进行确诊和今后对照。张老师先针瞳子髎穴，用 0.30mm×40mm 的毫针呈 45°向下平刺，并反复提插至明显得气；再针攒竹向下透至上睛明穴；又取 0.25mm×25mm 的毫针直刺双侧上、下睛明，至有酸胀感；最后针风池穴。用电针疏密波。去针后，患者顿时觉得双眼有湿润感，轻松异常。经过测定，左右两眼的泪液分泌为 2ml 和 3ml，泪膜破裂时间为 3 秒和 4 秒。确实是患了眼干燥症（干眼症）。张老师告诉她，针灸治疗干眼症是有效的，但要求一段较长时间按疗程治疗。根据他的经验，一般要求三个月左右。小徐和父母商量后，回到德国向学校请了三个月的假，在沪治疗。张老师要求她每周治疗三次，平时尽量减少阅读电子读物。她求治心切，完全遵照我们的要求。三个月之后，她自觉双眼十分舒适，各种症状全部消除。经检查左右两眼的泪液分泌为 10ml 和 15ml，泪膜破裂时间都超过 10 秒。临别时，张老师语重心长地告诉她，虽然眼前干眼症状是没有了，但只能说是临床基本痊愈。关键在于今后一定要讲究用眼的科学，无论是平时学习，还是在选择职业时，都要根据自己的情况，保护眼睛应当是更重要的。

这个患者对我的启发很大。刚好市卫生局课题招标，我们申请到了上海市卫生局的一个课题。这个课题的目的是将张老师临床经验总结出的"濡养神珠针刺"法，采用多项检测指标进行临床验证，为临床推广运用提供依据。

我们共收集了 60 例患者，分为针刺组和药物对照组，每组各 30 例。药物对照组用玻璃酸钠滴眼液治疗，每日滴眼3～4次，最多不超过6次。我们对两组患者的基本情况做了统计学比较，结果提示两组患者在性别、年龄比较上无差异，但是针刺组的病程长于药物组。接下来又做了临床症状积分、泪液分泌量、泪膜破裂时间、角膜病变程度、眼部安全性评价和临床疗效的对比，得出的结论是："濡养神珠针刺法"治疗干眼有较好的临床疗效，能改善患者的临床症状，增加泪液分泌量，延长泪膜破裂时间，增加泪河的高度，改善角膜病变程度，改善眼部的耐受性，并对眼睛无不良反应，是一种依从性好的治疗方案。

医学上对干眼的定义是指任何原因引起的泪液质和量的异常或动力学异常导致的泪膜稳定性下降，并伴有眼部不适，导致眼表组织病变为特征的多种疾病的总称。其最常见的症状是眼疲劳，有异物感、干涩感，其他症状还有烧灼感、眼胀感、眼痛、畏光、眼红等。

干眼是目前最为常见的眼表疾病之一。在美国，65—84岁的人群中患病率是14.6%，日本为17.0%，澳大利亚为10.3%。我国的发病率比想象要高得多，有调查显示在眼科门诊患者中，干眼的患病率为34.60%，而且随着社会的老龄化、电脑等视屏终端的普及运用、空调的广泛应用、角膜接触镜的使用、空气污染加重及各种滴眼液的不当应用，干眼症的发病率还呈逐年上升及年轻化趋势，现在很多二三十岁的年轻人都有这些症状。该病为目前临床上急待解决的一个问题，也已成为国际眼科领域一个研究热点。

西医对该病最常用的方法是人工泪液对症处理。然而天然泪液是人工泪液所无法模拟的，而且人工泪液含防腐剂、稳定剂和其他添加剂，即使是含量很低，长期使用仍可以导致眼表疾病医源性加重，其他的有关保存泪液、促进泪液分泌、抑制炎性反应、局部自体血清、性激素及手术治疗等方法，对干眼症有一定疗效，但有许多实际问题尚待解决。人们想寻找一种既无创伤又能促进泪腺主动分泌泪液的干眼症治疗方法。

濡养神珠针刺法是一套以新穴为主，采用能获强烈气至病所针感的针刺手法，结合脉冲电刺激，激发经气至眼，促进眼底和眼球周围的气血运行，疏通眼底脉络，濡养神珠，以治疗干眼的方法。

取穴：新明1、上睛明、下睛明、瞳子髎、攒竹、风池穴。

操作：新明Ⅰ穴（位于耳垂后皮肤皱褶之中点，相当于翳风穴前5分），操作时一手拇指、示指夹住耳垂下端向前上方推拉45°，另一手持针（0.25mm×40mm一次性针灸针），针体与皮肤呈60°向前上方45°快速进针破皮后，缓缓斜向外眼角方向进针约1.2寸，先行导气法，徐入徐出，并用轻巧的手法反复仔细探寻，以求得针感向眼眶内或太阳穴部位放射，使该区域出现热、胀舒适感，然后提插加小幅度捻转手法运针1分钟，捻转频率120次/分，提插幅度1～2mm。上睛明（上睛明一般文献上记载为睛明穴上2分，但张老师多取睛明穴上5分，效果好而且不易引起眶内出血。）和下睛明（睛明穴下2分）均用0.25mm×40mm针灸针，垂直缓慢进针至眼球出现明显酸、胀感为度，不捻转，握住针柄守气1分钟。瞳子髎穴用 0.25mm×25mm 针灸针，先直刺 0.8 寸，略做捻转提插，至有明显酸、胀感后，运针半分钟，再向耳尖方向平刺入 7~8 分，找到针感后留针。攒竹穴（用0.25mm×25mm 一次性针灸针）向上睛明穴透刺，针深 8 分左右。风池穴，针尖（0.25mm×40mm 一次性针灸针）向同侧目内眦方向进针，经反复提插捻转至有针感向前额或眼区放射。

上述穴位均取，针法要求针感明显，刺激宜中等强度，力求达到气至病所。两侧瞳子髎、攒竹穴，分别接通 G6805 多用治疗仪，用疏密波，频率 60~200 次/分，强度以患者可耐受为度，所有穴位留针 30 分钟，去针时再行针一次。

张老师总结出的"濡养神珠针刺法"治疗干眼是有解剖学依据的。眼泪来自于泪腺，泪腺位于眼眶外上方泪腺窝里，瞳子髎这个穴位就紧贴着泪腺。眼泪产生后，通过泪道排泄。泪道由泪小点、泪小管、泪囊和鼻泪管组成。泪小点在上、下眼睑缘内侧各有一个，眼泪由泪小点进入泪小管，然后进入泪囊，储存备用。而上睛明、下睛明穴正好在泪小管和泪囊的附近，攒竹穴靠近泪囊。新明 1 穴针刺的方向和深度与三叉神经位置接近，三叉神经的眼支经眶上裂入眶，分为额神经、泪腺神经和鼻睫状神经三只，分布于泪腺、眼球、眼睑、泪囊等处。在这些穴位上行手法和电刺激可以促进泪液的产生和分泌。

干眼的病因较复杂，涉及内分泌、药物、感染、手术、外伤、全身疾病及生活工作环境等因素。"濡养神珠针刺法"对各种原因引起的干眼症均有效，一般在治疗 5~6 次后，患者的临床症状就有所减轻。尤其对长时间注视视频终端所致的干眼症效果最佳，3 个月临床症状可基本消失，且有较好的远期疗效。故一般一个月作为一个治疗阶段，3 个月为一疗程。

在患者一般资料比较中，针刺组患者的病程要长于药物组，这与我们的临床观察相应。寻求针灸治疗的患者一般都是在药物治疗无效的情况下，抱着试一试的态度前来针灸治疗。在治疗的过程中眼部的耐受性明显增强，临床症状和各项指标都明显改善，这一点也向我们揭示了接受针灸治疗患者依从性强的原因。

（徐 红 刘 坚）

笔记十　谨防事故　掌握预防与处理

张老师一直告诫我们说，针灸医疗是一项高风险的技术，在掌握这门技术时，一方面要积累治疗经验，精益求精，提高治疗效果，拓展治疗病种，尽最大努力为患者解除病痛，另一方面则必须懂得如何避免可能发生的意外事故，不给患者雪上加霜。从某种意义上说，后者似乎更为重要。所以，20世纪80年代中期，他曾编著过一本题为《针灸意外事故——预防与处理》的书稿，其中有我们自己的教训，更多的则是他人的教训。希望将前车之鉴，成为后人之师。记得首次（也是唯一的一次）印数15 000册，数月之后，销售一空。但读者热情不减，无奈之下，他在出版社的库房购走了最后的25本，分寄给索书的读者。由于不断收到读者的来信或邮件，请教这方面的问题。有的还将自己的这方面教训告诉张老师。于是，在2003年，他对我说，出版社要求他重新修订这本书，他因为在馆长任上，工作十分繁忙，希望我能协助他完成书稿的撰写工作。我欣然接受了他的安排。在他的指导下，我全面收集了古今中外的有关资料，他也以一个学者的胸怀将自己从医数十年所碰到的针灸意外事故，悉数写了进去。在协助他写作的过程中，我自己也深受教益。2004年，该书以"针灸意外事故防治"为书名，由上海科技出版社出版。全书近35万字，分上、中、下三篇：上篇重点介绍了针灸意外事故防治的历史与现状、发生意外事故的原因与分类及预防处理要点；中篇具体叙述了针灸法禁忌、穴位禁忌、易发生意外事故穴位的针刺深度研究等；下篇则全面系统地介绍各种意外事故的原因、临床表现、预防方法和处理方法，并附了相应病例，包括内脏损伤、神经系统损伤、血管损伤、针灸感染和折针、针灸反应等。这是我读到过的有关同类专著中最为全面详尽的一本学术专著。在协助张老师写作的过程中，我深深感到这也是一个极好的学习过程。

下面是我在与张老师合作写书过程中的一些札记，稍加整理后供读者参考。

针灸意外事故的分类

张老师将古今发生的各类针灸意外事故归纳为四类：反应性损伤、物理性损伤、化学损伤及生物性损伤四类。

1. 反应性损伤　它是针灸过程中，由于被针灸者紧张、恐惧、心理状态不稳定等心理因素，或者饥饿、疲乏、虚弱、体质过敏等体质因素，或由于针灸刺激量过大、刺激时间过长等操作因素，而引起的患者一系列机体功能紊乱，且形式多样。反应性损伤主要表现为反射性昏厥（晕针、晕灸、晕罐），过敏性反应（如过敏性皮疹），癔症样反应，穴位激光照射反应，以及类似的其他反应等。另外，目前尚不清楚其本质的经络不良反应（循经出现的功能障碍、经络皮肤病或其他器质性病变等），也应归属此类。在所有的针灸意外事故中，以晕针反应最为常见。

另外，尚有一类间接性损伤，如一例中风患者，因针刺刺激过于强烈，突然再度发生脑出血，抢救不及而死亡，经尸体解剖并无针刺刺伤脑组织的痕迹，也可归入反应性损伤。

2. 物理性损伤　由于针刺、艾灸（也包括拔罐）使用不当，过强的物理刺激（机械刺激或温热刺激）作用于机体，引起组织或器官的解剖完整性的破损，称为物理性损伤。鉴于目前临床上普遍采用艾条灸和隔物灸，直接灸很少使用，因温热刺激造成的物理性损伤报导不多；而拔罐时间过长，虽可出现水疱等现象，但对机体损伤不大（临床上还有将此称之为罐灸，对某些病症的康复有利）。所以，物理性损伤中发生最普遍、危害最为严重的应是针刺机械性损伤。针刺造成的机械性损伤，涉及内脏、神经、血管等。机械性损伤的特点是，从损伤后至临床上出现相应症状的时间一般不太长，其因果关系易于确定。机械性损伤是所有针灸损伤中最为严重的一种，其严重程度又与所损及的脏器有关。一般而言，以损伤中枢神经组织和重要脏器的后果最为严重，往往导致死亡。机械性损伤也是针刺损伤中十分常见的一种，如气胸就是最多见的机械性损伤。

另外，针刺过程中和穴位埋植时发生的折针事故，由于断针在体内也可导致组织的损伤，亦可将其归入物理性损伤一类。

3. 化学性损伤　它是指针刺治疗过程中，由于在穴位中注射某些化学药物而导致的机体组织的损伤。化学性损伤是伴随着穴位注射疗法的开展而出现的。由于注射部位的不同，其大体上可分为三类，即：软组织损伤（多发生于前臂和手部的一些穴位做穴位注射时，可造成手的畸形和功能障碍），周围神经损伤（常见桡神经、尺神经、正中神经和胫神经损伤，出现相应的临床症状），血管损伤（以血栓性脉管炎的发生率最高）。导致化学性损伤的原因，除了操作不当外，往往与所注射的药液密切相关，包括药液的性质、酸碱度、浓度及剂量大小等。化学性损伤的发生率也相当高，尤其是因穴位注射导致手部畸形的病例，近年来报道的数量更居于各类针刺损伤之冠。

化学性损伤后果的严重程度虽不及机械性损伤，但因其出现普遍，加之近年来不断有新药加入穴位注射行列，故对此类损伤切不可掉以轻心。

4. 生物性损伤　主要是指针刺引起的继发性感染，即通过针具（毫针或穴位注射的注射针头、皮肤针、三棱针等），将病原微生物，即寄生虫、细菌、病毒等，植入被针灸者机体后所导致的损伤。这种损伤又分为两类。一类是针具本身消毒不严格，将外界的致病微生物带入被针者的机体，引起感染。如各种化脓性感染及由此导致的败血症、脓毒血症等，多为细菌所致；另一类是通过未经严格消毒的针具将其他患者体内的病原微生物传播给被针者，针具成了传播媒介。此种情况多见于病毒感染，其中以传播病毒性乙型肝炎最常见，也最危险。此外，尚有通过针具移植包虫的报道。

值得指出的是，在临床实践中，针灸损伤，可以单独发生，也可两类或以上的反应同时发生，这不仅给正确的诊断带来困难，而且，后果也往往更为严重。如一例重度气胸而又并发晕针的患者，由于医者只考虑晕针一种症状，延误了气胸的救治，导致了十分严重的后果。应引起注意。

 ## 预防处理要点

张老师不仅对我，对所有来跟师的医师和研究生，首先强调的是尽量避免针灸意外事故的发生。他常说，我们作为医师的职责是减轻和消除患者的病痛，而不论何种意外事故，都会给患者带来不同程度的损伤和痛苦。因此，避免意外事故的发生，尽可能减轻和消除意外事故带来的损伤和痛苦，也就是说，做好针灸意外事故的预防和处理，对于一个针灸工作者来说，是基本要求。而预防更是关键。

他专门总结了以下几项预防要点。

1. 加强责任心　不少针刺意外的发生，往往与医务人员医德观念不强、粗心大意有关，特别是在诊务繁忙之际多见。他说他所遇到的好几例针刺意外，都是在下班时间已过，诊室就诊患者尚多的情况下发生的。故加强责任心，提高医德修养，时刻保持冷静头脑，谨慎处理每一位患者十分重要。这一点，《内经》中早有告诫，强调针刺时应"如临深渊，手如握虎，神无营于众物"。(《素问·针解篇》)至今仍有其现实意义。

2. 提高业务水平　这是张老师反复强调的。从发生的不少针刺意外事件中分析，很多事件是在基层医务人员治疗过程中发生的，还有不少则是庸医导致的。提高针灸医师的业务水平，对针灸意外事故的预防有着决定性的意义。一个具有较高业务素质的针灸医师，不仅仅局限于有较深的针灸及中医学造诣，还须具有现代医学的多方面知识。针灸医师必须掌握解剖学，只有熟悉全身解剖情况，才能掌握哪些穴位易出问题，哪些穴位比较安全。也只有了解位于重要脏器之上的穴位的局部解剖，才可能选择恰当的针刺深度和方向。针灸医师还应掌握病理学，由于在病理状况下，一些脏器可出现体积增大、游动度减小、表面光滑改变、脆性增加等现象。在正常时，这类脏器不易损伤，当它发生病变往往可以被毫针误中而引起无法弥补的后果。所以针灸医师，除了熟悉正常情况下的脏器解剖位置和特点，还要了解在病变时的位置和特点。针灸医师尚须具有药物学知识，只有熟悉所注射的药物的药理、药性、掌握其剂量，才可避免或减少化学性损伤。随着现代医学不断向针灸学科渗透，对针灸师的业务素质已经提出了越来越高的要求。张老师在攻读研究生期间，就曾恶补了这几方面的知识。

3. **注意严格消毒** 针刺消毒，应包括术者的双手、针具及患者的穴区。目前，一般对针具消毒比较重视，常常忽略术者的双手和患者的穴区皮肤的消毒。不少针灸医师，往往用一个酒精棉球擦拭多个穴区，且不等酒精挥发，即行针刺。这些都达不到彻底消毒的目的，而易于发生感染。其次，由于病毒性疾病的存在和不断地被发现，如乙型肝炎，以及目前正在西方世界猖獗的艾滋病等，对针具消毒的要求就更为严格。张老师曾多次给我们讲起他在新疆工作期间，在一个大雪纷飞的冬日，来了一对从数十千米外求治的母子，孩子患了小儿麻痹后遗症，他用穴位埋线法治疗后效果不错，所以他们冒雪按时前来。因为时间不早，他抓紧时间为孩子做了穴位结扎术。母子俩千恩万谢地走了。谁知过了几天，这个孩子竟因穴位结扎部位严重感染并发败血症住院。查找原因的结果竟是他当时用了消毒时间过期的医疗器械。当时因为赶时间，没来得及核对。这件事让张老师内疚了一辈子，也记住了一辈子。

4. **杜绝隔衣进针** 隔衣进针在大城市的医院中虽属罕见，但在一些偏僻地区仍然存在。究其原因，有的是患者或因天寒，或因怕羞，觉得脱衣不便。有的则是医者为了炫耀其针刺技术。隔衣进针，不仅不卫生，容易引起感染，更重要的是不易准确取穴及掌握针刺方向和深度，造成意外。从我们查阅的文献看，不少严重的针刺事故多由隔衣进针引起的，如一例小儿患者，就因隔衣进针刺中心脏，造成心脏破裂死亡。所以，在临床上应该严禁隔衣进针。

5. **遵循操作常规** 包括医者和患者两个方面。医者在针前或穴位注射前，仔细检查针具是否有锈蚀和带钩（易引起出血），药液有无变质、沉淀或搞错。如有晕针史者，尽可能令其卧位针灸。针刺时，精心体会每一解剖层次的手感，动作轻柔，遇有阻力，应略略退出，稍微变换方向再刺，严禁乱捣乱插。在重要脏器部位，更宜谨慎。应用电针，其强度宜由弱到强，频率由慢到快。出针时，应注意针处是否出血，尤其是眼区穴。灸疗时，要避免艾火脱落烫伤。在整个针灸过程中，都应随时观察患者的神态表情。患者方面，则要求其在针疗前尽量取舒适的体位，并嘱患者在针灸过程中不得随意变动体位。

6. **配合心理疗法** 针灸，特别是针刺，是一种对机体造成一定损伤的疗法。患者往往会在实施此疗法时出现紧张、恐惧等情况，已经发现，晕针的发生与心理状态有着密切的内在联系。因此，包括医者的服务态度、语言暗示等在内的心理疗法对预防针灸事故的发生有相当重要的意义。尤其是初诊患者、心理状态不稳定的患者和儿童患者，可以明显地减少某些反射性损伤的发生，以及由于小儿不配合所导致的针灸意外事故。

7. **改进诊室设施** 宁静、良好的诊疗环境不仅可以使患者安静、放松，利于医师聚精会神施术，也能最大限度减少针灸意外事故的发生。好的针灸诊室最好能具备以下几条。

（1）分设接诊室与治疗室。医师在接诊室进行诊断、开处方，在治疗室施术。治疗室亦应分成相互隔离的单个小间，从而尽量减少对患者的干扰。其中，接诊室应光线明亮以利于医师诊断,但治疗室的光线则应以暗为佳,以减少对患者大脑皮质的兴奋刺激。

(2)在针灸室播放轻松、恬静的背景音乐,从患者进入诊室开始就诱导其安静,更重要的是使患者在留针过程中不感到百无聊赖,并且专心听音乐可以抑制,如对病情忧虑等杂念的产生,达到类似气功入静时"一念代万念"的效果,这样做与《内经》治神所要求的患者神志专一也是相符的。

(3)墙壁采用淡绿、淡蓝色会比白色更利于安定情绪,而挂一些怡情的国画、风景画等会比经络图有更好的效果。

张老师告诉我们,他行医40多年,特别是前十年,由于初涉针灸,碰到过不少针灸意外事故。其中十分重要的一点是,针灸意外事故一旦发生,因立即进行处置。他归纳以下几个要点。

1. 诊断应迅速准确 针灸意外事故发生之后,必须尽可能迅速地做出准确判断,包括属于哪一类损伤、损伤的部位及程度,以便进一步救治。它要求综合各方面的情况进行考虑,如所用的针具和针刺的方向、深度及运用的手法,选取的穴位,特别是患者的临床表现等。由于有些针灸的意外不宜患者多做活动,以防加重症情,故在尽可能的情况下,要少做辅助检查。当然,在诊断不明确时则不可因噎废食。迅速准确地诊断,对针灸意外事故,特别是严重事故的抢救有着特殊意义,因误诊而延搁救治导致死亡的情况是屡见不鲜的。有一次,他的一位同行,在给一位肺气肿患者针刺时,因针刺过深,引起气胸,当时,患者表现为连续不断的呛咳。那位医师误以为是一般咳嗽,便在肺俞等处拔罐,致使损伤范围扩大,症情加重,以致患者当场晕厥。后经手术抢救,住院治疗一个多月,才恢复。

2. 保持冷静、镇定 针灸意外事故的发生往往十分突然,医者必须保持冷静的头脑,万不可惊慌失措。这不仅会严重影响医者的正确诊断和有效处理,而且医者的情绪常常会感染患者,或导致患者内心恐惧、精神紧张,或造成体位改变,加重针灸意外事故的程度,甚至出现不可弥补的后果。作者在漫长的针灸实践过程中,曾遇到过两次断针意外:一次是为一名胃溃疡患者做穴位埋植,当三角针穿至中脘穴时突然折断,当时由于沉着镇静,用止血钳迅速将断端取出,未给患者带来额外的痛苦;另一次是为一小儿麻痹后遗症患者做穴位结扎术,在环跳穴发生折针,旁边的一护士惊叫起来,患者吓得转了个身,结果,在原切口再也找不到断端,最后,终于在X线下用外科手术取出断针,却加重了患者的损伤。

3. 积极采取各项措施 针灸意外事故,从针灸损伤到出现临床症状往往有两种情况:一种是在施治过程中或治疗后即刻出现,如晕针、多数气胸;一种则于针灸后数小时至一二日甚至更长时间不等。对于前者,显然需要立即处理。后者则应见微知著,或留院观察,或嘱家人随时注意变化,以免贻误救治时机。

针灸意外事故的处理,可分为两种情况:一类是诊室内即可解决,如轻度气胸、眼部血肿、晕针、过敏反应,以及一般针刺感染等;另一类则是要求在诊室做初步处理后，即刻转科救治，如中、重度气胸，重要内脏的穿孔、破裂，以及用非手术方法无法取出的折针，神经中枢部位损伤等。作为针灸工作者，主要应该掌握诊室内处理的各项措施，包括重症转科前的初步治疗。

总之，在处理针灸意外事故时，既要熟悉各项救治措施，又要沉着冷静，不能在患者面前显得惊慌失措。

为应急需要，针灸科诊室内平时应配备部分救治药品和器械，如肾上腺素、强心药、消炎软膏及甲紫药水等。

气　胸

针刺不当所致的气胸，是最常见的针刺意外事故之一。在物理性损伤中，它的发生率占首位。所以张老师特别嘱咐我收集、整理和总结相关资料。

在我国古医籍中，对此多有记载。如关于气胸的症状，《素问·刺禁论篇》指出："刺缺盆中内陷，气泄，令人咳逆……刺膺中陷中肺，为咳逆仰息……刺腋下胁间内陷，令人咳。"《普济方》也提到："胸前诸穴不可伤，伤即令人闷到。"气胸如损伤较重或处置不当，常常会引起严重后果。故《素问·四时刺逆从论篇》有"刺五脏……中肺三日死"之说。我国从1954年首次报道气胸事故以来，迄今已报道100余例。实际发生数当远不止此。西方国家和日本等，也不断出现这类事故。尽管以轻度气胸多见，但亦有相当部分为中重度气胸，其中包括血气胸和液气胸。另据统计，海内外因气胸而死亡的例数约占总例数的5.4%。这表明，即使在现代救治条件之下，其死亡率也并不低。上述情况，应该引起针灸工作者的高度重视。

一、损伤原因

针刺意外引起的气胸属外伤性气胸。它的病理过程是毫针针刺过深，刺伤或割破肺组织，刺伤肺部致较大撕裂伤，使肺层胸膜和肺泡损伤，气体自破口进入胸膜腔，破口处的肺组织可形成活瓣，吸气时，空气进入胸膜腔，呼气时，空气不能排出，造成腔内积气，胸膜腔负压消失，肺即依其回缩力萎陷，形成气胸。发病情况与自发性气胸类似。

针刺意外引起的气胸，因其损伤程度的轻重及原有病变等，一般分为闭合性及高压性两类。如裂口不大，肺组织健康者，多为闭合性气胸；如损伤较重，或原有肺气肿等病症者，裂口形成单向性活瓣，即可出现高压性气胸。如刺破血管可以合并血气胸。少数还可形成严重的开放式气胸。

针刺不当为什么会引发气胸，特别是严重的气胸？已经发现，临床上常对某些患者行胸腔穿刺，于下胸部无肺组织处进针时不会引发气胸，但在有肺部穿刺时可并发此症，由此看来，此类气胸是由肺损伤而引起的。但小小的针灸针仅仅刺伤肺一般不会引起明显气胸。如在剖胸手术中，有时因操作不慎可破肺部，结果，肺部漏气现象很快停止，这是由于肺内弹性组织回缩使刺伤处迅速闭合之故。那么，到底是什么原因呢？在针灸所致严重气胸患者的剖胸手术中发现，肺脏的损伤并非只是刺伤，而是有较长的裂口。裂口的形成，可能是针灸针穿入胸腔后，在操作中改变针的方向，更大的可能则是刺入胸腔的针尖与肺表面的关系随呼吸发生了位移而将其划破，因伤口较大，大量气体由此进入胸腔而引起严重气胸。另外，在肺部已有病变的基础上将其损伤时，则更易发生严重气胸。诸如肺气肿患者，由于其肺泡内压力较大，加之肺组织回缩力差，一旦刺破，则漏气迅速，自行愈合也较正常肺组织困难；若患者有肺大皮包，针尖将其刺破时可使其爆裂，此如同用针刺穿气球时可使之爆裂现象，大皮包处可形成一单向活瓣，引发高压性气胸；术中有时发现，胸膜层与壁层粘连，粘连带牵拉肺裂口两侧的组织，使裂口张开，气体自由进出胸膜腔，形成开放性气胸。

造成气胸的，多是缺乏针灸学和解剖学知识的初学者。其具体原因则有下列几方面。

（一）穴位位置的原因

根据解剖学，在背部第十胸椎以上，侧胸第九肋以上、前胸第七肋以上，以及锁骨上窝、胸骨切迹上缘的穴位，均可因针刺不当而导致气胸。所以，古人有"胸背薄如饼"的说法，告诫不可深刺。

公开报道已发生过气胸的穴位有：天突、定喘、大杼、风门、肺俞、心俞、膈俞、膈关、膏肓、肩贞、幽门、神藏、神封、云门、中府、大包、缺盆、期门、颈臂、肩井、曲垣、魂门、辄筋等。

特别需要指出的是，肺和胸膜境界在肺尖部高出胸廓上部第一肋骨以上，而右下侧肺尖更是较高且偏前，坐立时比锁骨内端高出 $1\sim3cm$。肺下缘浮动度较大，中等呼气时，透视发现，其活动由第六肋软骨前端下缘开始，向外到乳中线处，与第七肋骨上缘相交，最后向内与十一胸椎棘突相平。

所以，在取肩井、缺盆、颈臂等颈肩部穴位时，即使针刺较浅，也可发生气胸。同时胆俞、阳纲等穴，虽然在背部十一椎附近，但当患者做中等程度呼吸时，针刺过深也可损伤肺。

（二）病理原因

肺处于病变状态，主要是在发生肺气肿时，肺体积增大，肺泡张力增高，不仅易于造成气胸，后果也往往严重。表现在以下几个方面。

1. 涉及穴位增多 肺气肿患者，肺过度膨胀，乃至肺下界下移，容积增加可达正常的两倍，横膈下降。此时，针刺胆俞、脾俞、三焦俞、肾俞和上腹部之鸠尾、不容、承满等穴，亦可导致气胸。

2. 刺道变短 肺气肿患者，胸部肌肉萎缩，并形成桶状胸，致使刺道变短，即使按常规尺寸针刺，往往也会伤肺。

3. 裂口不易愈合 此类患者，肺泡内压力大，肺组织弹性差，一旦刺破不能马上愈合，裂口形成活瓣，呼气时裂口张开，吸气时裂口关闭，空气只能进入胸膜腔而无法排出，导致胸膜腔压力逐渐增高，患侧肺逐步压缩乃至完全萎陷。

4. 代偿功能差 肺部有病变者，因代偿功能差，可加重气胸的证候。据观察，由于原发病已形成肺心功能障碍者，往往在肺被压缩 10%～20%时，即可发生生命危险。

（三）操作原因

这是最重要的原因，主要包括以下几方面。

1. 针刺过深 凡在背部第十胸椎、侧胸在第九肋骨、前胸部在第七肋骨以上，以及锁骨上窝、胸骨切迹上缘的穴位（包括肩井），如果针刺过深或方向不正确，就有刺伤肺的可能。尤其对一些年老瘦弱、有肺气肿等慢性胸肺疾病的患者，在针刺胸背部时应特别小心。

首先由于不了解胸部的解剖深度。经测定，前胸壁组织厚度：乳头以上，成年人为 1.2～1.5cm，儿童为 0.7～1.0cm；乳头以下，成人为 0.8～1.0cm，儿童为 0.5～0.8cm，侧胸壁软组织厚度，成年人 0.6～0.8cm，儿童为 0.5～0.7cm。这表明，前胸壁乳头下较乳头上薄，侧胸壁较前胸壁薄，而儿童则更较成年人为薄。如超过上述深度，就有引起气胸的危险。

其次，未能掌握好进针方向也是气胸的原因之一。胸背部的穴位一般以斜刺或平刺为宜。为了获得满意的针感和疗效，直刺多难以控制适当的深度。

最后，进针时使用押手，肌肉层因受压变薄，刺道相应变短。另外，胸背部施用温针，也可能因针上加艾炷，熟练程度不够，只注意指端用力，而忽视这一动作也可带动针体刺向深部，造成气胸。

2. 针具过粗、手法过重 用粗针针刺胸部腧穴不当，可加重气胸症状，导致广泛性皮下气肿和纵隔气肿。本来针刺深度恰当，但因行针中大幅度提插捻转超过深度，同样能增加肺部损伤的机会，发生气胸。

3. 体位不当 在立位或其他不能持久的体位进针，易发生气胸。这是由于体位难以固定，刺入组织内的针体在肌肉的牵拉收缩下也随之活动而伤及肺。

4. 针后加罐 如针刺已经伤肺，此时拔罐，常可迅速加重病情。这已为许多单位所报道，我们亦有这方面教训：一老年肺气肿患者，予针膈关穴后，感胸闷不适，即在该穴拔一拔罐（针上加拔火罐）。不久，患者突然昏倒。经诊断为重度气胸，抢救一周始脱险，一个月后才痊愈出院。特别是，针后拔罐引发气胸尚可延迟发生。如一男性患者，56 岁。患者哮喘已 50 年，去某医院针灸治疗，在肺俞穴垂宜刺入 0.5～1 寸，留针拔罐 10 分钟。去罐后，针身有所增加。针后病者回家，约 3 时许，突然心慌、气促、胸背刺痛，大汗淋漓。入院体检：患者呈急性病容，左肺上、中呼吸音消失，左肺俞穴处有 0.1～0.2cm 大小之新鲜出血痂点，四周压痛。X 线检查证明左肺创伤性气胸。治疗：经过输氧抢救，空针抽气，并用养阴润肺、降气平喘的中药调治，住院 51 天痊愈出院。

（四）未能因人而异

患者有胖瘦老幼之别，针刺时如不加区别，用同一深度，也是发生气胸的重要原因。如老年人，胸部肌肉不发达，特别是消瘦的老年人，其斜方肌、提肩肌及菱形肌都存在不同程度的萎缩。在此类情况下，如常规深度进针也可伤及肺。

二、临床表现

气胸，大多在针刺过程中或针后即可出现证候。亦有在针后半小时至数小时内发作，甚至还有报道在针后 24 小时始产生典型的气胸症状的，值得注意。根据症状，气胸可分为轻、中、重度三种。

（一）气胸的症状

1. 轻度气胸 一般无明显的自觉症状，或有胸闷气憋，刺激性咳嗽，活动时胸部有牵拉样痛。

2. 中度气胸 胸肋刺痛，胸部胀闷不舒，呼吸困难，持续剧烈的咳嗽，心悸不宁，不能平卧。尚有相应的肩背部、上肢沉痛及活动受限等。

3. 重度气胸 被针侧胸背部强烈刺痛，疼痛可向同侧的肩及手臂放射或向上腹部放射，并出现呼吸极度困难、四肢厥冷、烦躁出汗、神志昏迷等。如为血气胸，更有呼吸表浅、面容苍白、脉搏细速、血压下降等危急症状。

（二）气胸的体征

轻度气胸，体征不明显。中、重度气胸，呼吸速率加快，心率增加，可有鼻翼扇动。气管及心尖搏动均移向健侧，患侧肋间隙饱满、胸廓膨隆，呼吸活动度及语颤减少或消失。叩诊呈过清音或浊鼓音。呼吸音减弱或消失，健侧呼吸音增强。端坐呼吸，发绀。血气胸，在患侧积液处叩诊呈实音。体检可见患侧呈叩诊过度回响，肺泡呼吸音低或消失，胸壁有皮下积气，严重的有气管移位。胸透或 X 线片可见气胸和肺组织压缩象。有的患者在针刺当时无明显症状，数小时后才逐渐出现胸闷、呼吸困难、胸痛等症。

（三）X 线检查

气胸部分透亮度增加，无肺纹，肺向肺门收缩，成透明团块，其边缘可见发线状阴影的脏层胸膜。肺萎缩程度可为 10%～90%。如为血气胸，则可见液平面。

X 线胸部照片：患侧肺透亮度增高、肺纹理，并液-气胸。体检时一般可见呼吸急促，呼吸次数增多及心率增快。本组一例双侧气胸可见口唇发绀，鼻翼扇动，三凹征呼吸困难症状。单侧气胸可见患者气管向健侧移位。胸部检查：触诊患侧语颤减弱或消失，叩诊患侧呈鼓音，听诊患侧肺部呼吸音减弱或消失。若左侧中、重度气胸，叩诊左心界消失，听诊心尖区心音遥远。

X 线检查，可证实肺萎陷和气胸的存在及其严重程度。不仅可以确定诊断，而且也可以指导治疗方案的选择。

曾有学者,对 14 例气胸患者进行分析如下。症状:其中呼吸困难 14 例(100%)、胸痛 12 例(85.7%),咳嗽 8 例(57.1%),晕厥、面色苍白、冷汗淋漓 6 例(42.8%),上腹部闪电样疼痛 3 例（ 21.4%），发热（ 38～39℃）3 例（ 21.4%）。病程 1～2 天的 8 例入院时症状明显，其他 6 例发病症状逐渐减轻。

体征：轻微发绀 4 例（ 28.5%），均为肺压缩 60% 以上病例。

X 线：14 例均以深吸气相胸片为诊断依据。压缩程度：轻度（压缩<30%）8 例，中度（31%～50%）3 例，重度（>50%）4 例。气胸类型；均为闭合型。胸腔积液：少量（肋膈角钝）9 例。中量（满肋肌至第二前肋间以下）4 例。8 例胸腔积液经检验：渗出性 3 例、脓性 3 例、血性 2 例。

表明症状以呼吸困难、胸痛、咳嗽、晕厥多见。X 线：所示压缩程度以轻度多见。

在遇到这类事故时，为了尽量不耽误救治和减少患者的搬动次数，除非病情复杂，一般根据有毫针直刺深刺史、胸部剧痛、呼吸困难等典型症状，即可确诊。有认为，立即透视并不利于患者，宜待病情稳定后，再做透视。

最后，必须强调的是，应尽可能避免误诊。其最易与晕针的症状发生混淆。如某女性患者，59 岁。因慢性支气管炎，咳嗽、咳痰而为之针刺肺俞、定喘穴，针后约 15 分钟许，患者诉胸闷、头晕，未引起医者重视。出针后再于背部拔罐，患者渐现呼吸急迫，口唇青紫，以为是晕针所致，遂开窗通气、摇扇送风等，但症情有增无减，才疑为气胸。放射科透视见右肺压缩 50%，急送上级医院救治，终因抢救无效而于当天死亡。

另外，有些双侧气胸常被误诊为单侧。如，一例针刺所致的气胸患者，入院当日下午，门诊胸透仅发现左侧气胸，而右肺膨胀良好。入院后立即施左侧胸腔闭式引流术，术后 4 小时胸透复查左肺膨胀情况时，才发现右侧也有气胸，两肺均压缩 30%～50%。所以，不仅针刺时要观察患者的情况，针刺后更应观察患者的变化，即使在治疗的开始阶段，也不应放松动态观察曾针刺过的健侧胸部有无气胸发生。

三、预防方法

（一）运用叩诊技术

不少针刺意外所致的气胸与肺部处于病理状态有关。因此，对首次在胸背部施针之患者，应先以叩诊定出肺的下界。对经检查一侧肺部有病变者，则测定其双侧肺下界移动度，并做出记号，再确定取穴和针刺深度。

（二）掌握背胸部穴位针刺技巧

临床上，背部腧穴应用频率较高。既要严格掌握进针深度，又要获得效果。张老师据多数医家经验，直刺时不易掌握有效深度，总结出以下方法：在背部腧穴外侧约1cm处进针，以与水平呈65°进针，向脊椎方向深刺。直至针尖触及椎体，再略略退出，施行手法。此法不仅安全，得气感也强。以椎体为标证，不必担心深刺入胸腔，且因呈65°刺入，毫针经过该穴时，深度已达2cm以上，相当于背部腧穴要求之深度，至脊柱附近又刺中夹脊穴，具有透穴特点，故有较好的治疗效果。胸部腧穴，可向肋缘斜刺至骨，微微退出后施行手法，如必须直刺，宜缓缓送针，只进3～5分，针感如不明显，不可再深刺，宜在小幅度内提插探寻，提插幅度在1～2mm。如仍不明显，宜停针候气，3～5分钟后再用上法激发针感。

张老师指出，肩井穴发生气胸的频率较高，与其深度较难掌握有关。因肩井穴最接近肺尖，该穴区内胸膜壁脏层有纤维小梁，活动范围极小，而右胸膜前界与右肺之间的间隙很小，加上前面提到的胸膜囊的最上部胸膜顶，高出锁骨内侧端以上1～3cm，所以针刺肩井穴，特别是右侧要十分注意，不可过深，并要反复体会手感。针刺时针尖宜向外侧倾斜，以防止内斜而刺破肺尖胸膜。

（三）选穴组方宜慎重考虑

初学者尽量少选肩、背、胸部穴位，可以夹脊穴代之，或远道取穴。如患者有肺气肿等病，即使有一定临床经验的医师，也应慎重取胸、背部腧穴。

（四）做好针前准备

应选择平直光洁之针具，如针体弯曲，万一伤肺，易增大裂口。针具宜细，用28～32号毫针。令患者取坐位或卧位，嘱其针后不要任意移动。押手宜轻，为避免事故，尽量少用押手。施用温针时，宜一手扶住针体，一手捻装艾炷，防止针体深移。杜绝隔衣进针。如某男性患者，45岁。因背部酸楚板滞而做针刺治疗，取俯卧位隔衬衣进针，取胸1～5夹脊及风门、肺俞、大杼诸穴，针上加艾炷温针，艾炷才点燃不久，患者即诉头晕、胸闷，见呼吸急迫，唇色微紫。急出针，送放射科检查，左肺已压缩40%。

张老师强调，背部针刺，一般不要针后加罐，如为肺气肿患者，更要禁止。

（五）留针期间注意观察

肩、胸、背部腧穴留针时间不宜过长，一般情况下不可超过30分钟。在留针期间，医护人员应加强观察，嘱咐患者不可任意改变体位。因为留针时间过长，患者往往难以保持固定的体位。而任意改变体位，可引起针体在穴位内移动，增加发生气胸的可能。曾报道有一门诊患者，在其背部天宗和大杼穴埋针后，由于医护人员疏忽，患者自行外出，2小时返至门诊时发现出现气胸。

如针刺睛明穴时应轻推眼球向外侧固定，上睛明穴应轻压眼球向下，球后穴应轻压眼球向上等。操作时应破皮快而送针慢，动作轻柔，切不可粗暴，宜缓慢直刺、不提插不捻转，起针后应嘱患者按压针孔2分钟。

第四，掌握意外处理技术。在针刺意外发生后，应迅速判断，并给予及时处理。对于不能处理的情况，应请相关科室会诊或送至专科医院诊治，切忌麻痹大意或抱有侥幸心理，贻误救治。

二、结膜出血

这也是较为常见的一种针刺所致的眼部出血。我亲身经历过一例结膜出血。

一位14岁的男生，在3个月前感冒发热后，突感双眼视物模糊，并伴有前额及眼深部疼痛。因当时在郊区农村，未引起家长重视。后视力急剧下降，以致不能视物，遂来本市某三级专科医院就诊。经诊断为急性视神经炎（视盘炎），用糖皮质激素等多种药物住院治疗一月余，病情虽有好转，但仍无法辨物。出院后来张老师处针灸治疗。取新明1、上睛明、承泣、风池、攒竹、瞳子髎穴，并配合球后穴位注射。每侧新明1及攒竹为穴一对，接疏密波电针仪30分钟。球后穴穴位注射甲钴胺注射液，每穴注入药液0.5ml（含0.25mg）。每周针刺及穴位注射均3次。

第3次穴位注射由一个带教的研究生实施。由于动作不够熟练加之学生恐惧躲闪，在左侧球后穴刺入后，一下进针至注射器针头之根部，约12mm深度，未做回抽，即注入药液。取针后，当时外观并无异常，患者亦无局部不适。至第二日早晨，患者自觉左眼有异物感，家长发现整个眼球除黑睛外一片鲜红，不由大惊。急于下午赶来我们的门诊询问。我们仔细检查了一下：左眼外观未见肿胀突出，整个球结膜呈现鲜红色，下睑皮肤有花生米大小的瘀斑，呈淡青紫色。考虑为穴位注射不当引起的结膜出血。张老师考虑到因穴位注射至此时已近24小时，嘱其回家即行温热敷，每次20分钟，每日2~3次。仍可针刺治疗。一周后，下睑部青紫已全部消失，球结膜部亦已明显消退，两周后，完全恢复正常，未留下任何后遗症状。

张老师告诉我们：本例虽是穴位注射所致的结膜下出血，实际上也属于针刺不当所致皮下出血范围。据我们临床所见，除穴位注射外，毫针针刺也可发生此情况。在表现上也可以有所不同，有些结膜出血明显而眼睑部青紫不明显，如本例患者；多数则是结膜出血不明显，而以眼睑部青紫为主。造成结膜出血的原因与手法不熟练、针刺过猛或针具过粗等因素有关，如本例患者；另据观察，本类意外多发生于球后穴，可能与其解剖结构有关。球后穴位于眼眶下缘，外侧1/4与内侧3/4交界处。穴下解剖层次为皮肤、皮下组织、眼轮匝肌、眶脂体、下斜肌与眶下壁之间；浅层分布有眶下神经，面神经的分支和眶下动、静脉的分支或属支；深层有动眼神经下支，眼动、静脉的分支或属支和眶下动、静脉等结构。该处血管丰富，在穴位注射及针刺等操作过程中，极易触及血管，造成皮下出血，结膜下出血在针刺临床上时有发生。因球结膜为连接眼球与眼睑间的透明薄层黏膜，是一层较薄的膜状组织，与其下的眼球筋膜组织疏松相连，血管供应十分丰富，且血管外压力较低，在血管内压力升高或血管异常时易发生出血。针刺或穴位注射时，若操作手法不当，如未避开血管而将其刺破，或针刺角度方向不精准、针头刺入过深，也可将浅层巩膜刺破，或是患者在穴位注射过程中眼睛、头位发生转动，均易使眼部血管管壁遭到破坏，导致结膜撕裂，引起结膜下大量出血。

张老师告诉我们，造成结膜出血的原因、处理及防治方法与眼部血肿基本一致。他强调在做眼区注射时，应当进针快、浅，送针轻、慢。也就是进针时做到快速破皮，在皮下略一停顿，之后以轻巧手法缓缓送针直至得气，如得气不显可略略提插，切不可乱提猛插。

三、前房积血

此类出血极少发生，据张老师说，在他整个行医生涯中也就遇到一例，也为我亲历。

这是一个28岁的年轻男性患者，2012年4月19日因车祸致右眼部外伤，造成右眼上眼眶骨折、眼球及视神经挫伤、动眼神经损伤。经西医用药物和多次手术治疗、植入人工晶体，症情得以控制，但仍然有右眼视力减退、上睑下垂及复视的症状，所以慕名来到张老师这里针刺治疗。张老师取鱼尾透鱼腰、攒竹、上明、风池、承泣等穴，以0.25mm×40mm毫针直刺。每侧攒竹与风池穴为一对，接疏密波电针仪30分钟，每周2～3次。治疗5个月后，上述症状虽有一定好转，但患者就治心切，反复要求增强刺激量以获得更好的疗效。2012年12月25日，为加强刺激，于上明穴采用齐刺法，即穴区直刺一针，在两旁0.5cm处各加刺一针。因穴区位于瘢痕之上，不易进针，即用0.25mm×25mm之毫针，在瘢痕之下刺入，针尖略朝向额部，进针23mm左右，并稍加提插后留针，在留针过程中，患者为了获得较满意针感，自行将眼区之毫针往深部推进些许。留针30分钟。

但当我们拔取上明穴三针后，患者突然感到右眼前似乎落下一黑幕，景物全部消失。当即检查，视力已下降至5cm/手动。考虑可能与刺伤血管、眼内出血有关，即给予冰敷，张老师嘱患者至专科医院急诊。当晚，经本市一三甲眼科医院多项检查，专家诊断为：右眼结膜充血，角膜雾状水肿混浊，前房积血，眼底窥（相当于看）不清。眼压：右眼27.4，左眼19.4。给予止血、降眼压药物，并嘱取半卧位休息。2013年12月31日复诊：B超示积血部分吸收。眼压：右眼26.7；左眼19.7。已可见眼前景物，但仍模糊。2013年1月7日复诊：B超示前房积血已基本吸收。右眼视力0.3；眼压：右眼16.4，左眼17.8。

这是一例针刺眼区穴位相对较为严重的事故。在正常的生理情况下，针刺上明穴及其周围穴位均不易伤及眼内主要血管。根据张老师分析，此例前房积血的发生可能与两个因素有关：一是患者有眼外伤史，由于眼眶骨折及手术等原因，造成眶内解剖结构的变化，使原来的血管、神经的位置发生偏离，导致易被针刺误伤；二是采用齐刺法，以三根针同时针刺一个穴区，增加了造成损伤的概率，加之患者治愈心切自行往深处送针等。针灸意外事件警示我们：在针刺时，不仅要了解正常的解剖组织结构，还要考虑到其在病理情况下的结构变异。其次，在一些易造成意外的穴区，应当避免多针刺法，如齐刺法、丛刺法及扬刺法等。

结膜下出血的处理方法与针刺不当所致的眼部其他皮下血肿相同，24小时内用冷敷，最好是冰敷，24小时以后用温热敷，每日2～3次，每次20分钟左右。针刺不当所致的球结膜出血，一般只要处理得当，均无后遗症状。

晕　针

晕针是我们针灸临床最常见的针灸反应。造成晕针除上述患者的心理原因外，还有体质原因。较多见的是体质虚弱，饥饿，疲劳，甚至过敏体质等。曾有一位30岁的女青年小刘，因眼结石在张老师处，已接受针灸治疗了数月。记得7月初的一天下午，天气闷热，小刘看到等待就诊的患者相当多，估计轮到她也要2个小时后，就放下病历卡排队，自己先奔去健身房锻炼，锻炼结束又洗了个澡，然后匆忙赶来诊所。此时正好轮到她针灸治疗，小刘很是得意，锻炼、扎针两不误，没有浪费时间。与往常一样，张老师为她诊治后，她就坐在一旁留针加脉冲电刺激。大概过了十几分钟，只听见小刘大叫道："哦，我不行了。"话音刚落，人已倒向一边，幸好护士黄老师在附近，赶忙冲过去扶住她，才没有摔倒。此时小刘，面如死灰，意识丧失，我们赶快拔去她头面部所有的针，想尽快抱扶她到诊疗床上，无奈没走几步，她就瘫软在地板上，只好让她就地平仰，重掐她的人中穴，很快小刘醒了，但意识没有完全清楚，立即换扶她到诊疗床上，平卧了半小时后才完全恢复。从未发生过晕针的小刘，因马不停蹄地运动，过度疲劳再接受针刺，外加气压低、闷热的气候，诊室人多空气混浊的环境，多种因素使她出现晕针反应。

由于发生突然，我心有余悸。当时张老师讲了当年在新疆工作时的一个更为严重的病例。患者是一个体格强壮的患者，因落枕要求针灸治疗。刚进针颈部阿是穴，尚未做手法，患者突然浑身一阵颤抖，仆倒于地，苦笑一下，随即面如死灰，意识丧失。给予嗅氨水，重掐人中等无效。注射强心药及艾灸百会穴，约昏睡十余分钟后，始恢复正常。询问患者，并无饥饿、劳累等情况，但患者系初次针刺，曾有见血晕厥史。

所以我在整理有关晕针资料时特别用心。

晕针是最常见的一种针灸不良反应。"晕针"一词，早见《金针赋》："其或晕针者，神气虚也……"但是，对晕针的原因及晕针后出现的症状、处理的描述，则始见于1700多年前的《针灸甲乙经》。如《针灸甲乙经·奇邪血络第十四篇》云："刺血络而仆者，何也？……曰：脉气盛而血虚者，刺之则脱气，脱气则仆……"明确指出了"晕针"现象的产生是由于气虚之故。在晕针的处理方面，《针灸甲乙经·十二经脉络脉支别第一上篇》指出："……其小而短者，少气，甚者泻之则闷，闷甚则仆不能言，闷则急坐之也。"

一般来说，晕针多为轻症，但也有证候严重者。特别是一些延迟晕针患者，更应引起注意。另有晕罐、晕灸、晕于刺血、耳针和晕于穴位注射者，除使用的治疗器具不同外，其临床表现、预防及处理之法大致与晕针类似，故不赘述。另外，临床中还发现，晕针一症多发生在青壮年，女性晕针者比男性多见。这可能与针感反应灵敏度、刺激强度相应增强有关。

关于晕针的机制，曾有人将其与休克混为一谈。其实，晕针是一种血管抑制性晕厥（或称血管减压性晕厥），属于反射性晕厥的范畴。它是由于强烈的刺灸等刺激，通过迷走神经反射，引起血管床（尤其是周围肌肉的）扩张，外周血管阻力降低，回心血量减少，因而心脏的排血量减低，血压下降，导致暂时性、广泛性的脑血流量减少，而发为晕厥。

晕针应属于不良反应。值得指出的是，不少文章却提到晕针（或晕罐）之后，往往可使患者原有症状消失，有人曾集中观察过31例晕针患者，发现其中10例，疗效迅速提高，故认为晕针可能有助于病症，特别是疼痛性疾病的缓解。为此，我也问过张老师，他认为晕针与疗效的关系究竟如何，尚有待更多的实践来证实，其机制也值得进一步探讨。但晕针毕竟是一种给患者带来痛苦的不良反应，临床上仍应着重预防。

一、原因

关于晕针的原因，《标幽赋》曾云："空心恐怯，直立侧而多晕。"其常见者有下列几种。

（一）体质原因

体质原因为最主要的诱因之一。临床多见的是体质虚弱，饥饿，疲劳者易发生晕针。另外，《内经》载："无刺大醉""已醉勿刺"，酒后针刺导致晕针的也有报道，如一位53岁男性患者，因左肩前部疼痛三月余用针刺治疗。首次治疗后症状逐渐缓解。复诊时得知患者当日中午饮酒过多，即劝其暂予休针。但患者坚持，无奈施以针术。针后不久。患者即感头目眩晕，心慌气短，腹部难受，恶心欲吐，额出冷汗，面色苍白，脉细数。

其次是过敏体质、血管神经功能不稳定者。不少无明显原因的晕针者，往往可从体质中找到原因。

（二）心理原因

心理原因亦为主要原因。其多见于初次针灸者，由于缺乏体验而产生恐惧、畏痛、心情紧张等情绪。有对晕针者进行人格特征测定，发现，异常人格约占1/2。在异常人格中，以忧郁质人格患者发生晕针者最多。忧郁质人格性格内向，情感压抑，遇刺激既易兴奋，又易抑制，易发生自主神经调节功能紊乱。这可能是易出现晕针的因素。当然，这还有待进一步观察。

（三）病理原因

平素有自主神经功能紊乱者，特别是有直立性低血压史或神经官能症史者多易发生晕针。

（四）刺激过强原因

穴位刺激过强，可致晕针。所谓过强，因各人情况不一，很难度量比较。一般在敏感点施针，或采用特殊手法，如气至病所手法等都能诱发。在刺激的种类上，除毫针、拔罐、艾灸外，穴位注射和耳针亦可引起晕针。各种刺激对晕针症状轻重的影响似无明显差异。如一例男性胆结石症患者，行耳穴压丸治疗。当治疗到第2次（轮换到左耳时），按压耳穴施予强刺激时，患者感觉心慌、气短、上腹疼痛、恶心欲吐，伴乏力，血压下降致休克状态。立即给予硫酸阿托品1mg、杜冷丁（哌替啶）50mg肌内注射，再肌内注射升脉散4ml，1个多小时后才好转至正常。当晚，患者再次按压刺激上述穴位时，亦出现同样情况，重复使用以上治疗方法后获得缓解。

（五）体位原因

以立位及正坐位发生晕针者多见，但也有卧位晕针的。有统计表明，卧位晕针约占28%。临床上观察到卧位晕针的症状多较重，持续时间也较长。

（六）环境原因

环境和气候因素也可导致晕针，如气压低之闷热季节、诊室中空气混浊、声浪喧杂等。

二、临床表现

先兆期：头部各种不适感，上腹部或全身不适，视物模糊，耳鸣，心悸，恶心，面色苍白，出冷汗，打哈欠等。这一时期十分短暂，有些患者可无先兆期。

发作期：轻者头晕胸闷，恶心欲呕，肢体发软凉，摇晃不稳，或伴瞬间意识丧失。重者突然意识丧失，昏仆在地，唇甲青紫，大汗淋漓，面色灰白，双眼上翻，二便失禁。血压迅速下降，脉搏变缓，每分钟减缓至40～50次。少数可伴惊厥发作。

后期：经及时处理恢复后，患者可有显著疲乏，面色苍白，瞌睡及汗出。轻症则仅有轻度不适。

上述为典型发作过程，但轻症者可仅出现先兆期即直接进入后期，而无发作期。

晕针大多发生于针灸过程中，但也有少数患者在取针后数分钟甚至更长时间始出现症状。这被称为延迟晕针，值得注意。晕针只要处理及时，一般可很快恢复知觉，常无严重后果。

三、预防方法

早在《内经》中，就用不少篇幅提及晕针的预防："无刺大醉，令人气乱；无刺大怒，令有气逆；无刺大劳人，无刺新饱人，无刺大饥人，无刺大渴人，无刺大惊人。"（《素问·刺禁论》）明·杨继洲说得更为明确："下针之时，必令患人莫视所针之处，以手爪甲重切其穴，或卧或坐，而无昏闷之患也。"（《针灸大成·卷二》）现代主要从心理和生理上进行预防。

（一）心理预防

主要针对有猜疑、恐惧心理者，或针刺时哭笑、惊叫、颤抖、躲避、肌肉痉挛，伴有瞳孔、血压、呼吸、心搏、皮温、面色、出汗等自主神经系统和内分泌功能改变者。其均可做预先心理预防，以避免出现晕针等不良反应。共分三法。

1. 语言诱导　进针前，先耐心给患者讲解针刺的具体方法，说明可能出现的针刺的感觉、程度和传导途径，以取得患者的信任和配合。

2. 松弛训练　对好静、压抑、注意力易于集中、性格内向的患者，令其凝视某物体，待其完全进入自我冥想（入静）状态后，始行进针。

3. 转移注意力　对急躁、好动、注意力涣散、性格外向的患者，可令患者做一些简单的快速心算，或向其提出一些小问题，利用其视、听觉功能和思维活动等，转移其注意力，促进局部组织放松。有人以此法对 420 例患者进行对比观察，发现对预防晕针及其他不良反应有较好的作用。

（二）生理预防

饥饿患者，针前宜适当进食；过度疲劳者，应令其休息至体力基本恢复。特别对有晕针史者和初次针灸者，最好采取侧卧位，简化穴位，减轻刺激量。

（三）其他预防法

1. 压眼预防法　国外应用一种压眼防晕法，经国内在有关单位试用，确有一定效果。方法是：让患者双眼向下看，闭眼，术者将双手拇指指尖分别放于患者双眼上睑，其余四指分别放在患者两耳前作支撑，然后用拇指轻压眼球，注意用力方向由上斜向内下方，拇指尖应放在眼球的角膜上方用力，避免指尖直接压迫角膜，按压大约 5 秒后抬起手指约 5 秒，然后再按上法按压抬起，持续约 30 秒，再行针刺。注意：青光眼、高度近视眼者慎用。

2. 浸热水预防法　对于特殊过敏体质晕针患者，有学者主张，先嘱患者将两手浸入热水中，5～10 分钟后，再以毫针轻轻刺入两内关穴，约 1 分钟，开始针刺其他病中需要刺的穴位。可供读者临床参考。

在针灸过程中，一旦患者有先兆晕针症状，应立即处理。针灸拔罐后，令患者在诊室休息5~10分钟后始可离开，以防延迟晕针。

四、处理方法

（一）轻度晕针

应迅速拔去所有的针或罐，或停止施灸，将患者扶至空气流通处躺下。抬高双腿，头部放低（不用枕头），静卧片刻即可。如患者仍感不适，给予温热开水或热茶饮服。

（二）重度晕针

立即去针后平卧，如情况紧急，可令其直接卧于地板上。据我们多年体会，此类患者可于百会穴艾灸有较好的效果，方法是用市售药艾条，点燃后在百会上做雀啄式温灸，不宜离头皮太近，以免烫伤，直至知觉恢复，症状消退。如必要时，可配合施行人工呼吸，注射强心药及针刺水沟、涌泉穴等措施。

晕 罐

晕罐是一种少见的针灸意外，我也碰到过一例。

刚进初中预备班的男孩小强在妈妈的陪同下来治疗荨麻疹，因第一次接受治疗，小强有些紧张害怕，但是在大家的说服鼓励下，他还是鼓足勇气答应尝试一下针刺治疗。考虑首次针刺，张老师只选用了百会、双侧曲池和血海这5个穴位，进针时又采取快速刺入。小强一点也不觉痛，本来猜疑、恐惧的心理，一下得到平复，脸上露出灿烂的微笑。留针20分钟，结束针刺，按原来制订的治疗方案，我在他腹部的神阙穴上拔了个抽气罐，叮嘱10分钟后取下。大概过了四五分钟，就听见小强妈妈说，儿子头晕想吐，我立即转过头，只见刚刚还红润的脸蛋，现在已是苍白无色，原来坐直的身体开始慢慢倒向妈妈，我赶紧奔去，耳边听到张老师说"晕罐了"。我一边取下罐，一边在他妈妈的协助下，半抱半扶把刚昏厥的小强平放到诊疗床上，告诉他妈妈不要用枕头，保持头稍低足略高的平仰卧位，这一番折腾后小强也醒了，两手虽还凉凉的，但摸摸他的额头已微微在出汗，脸色也渐渐开始有了光泽并转为红润，给他量得血压为100/60mmHg，叮嘱他喝些温开水。平卧休息片刻后，小强完全恢复了正常。

这还是我第一次遇见患者晕罐，还好有处理晕针的经验，及时采取了相应措施，并未造成不良后果。这天结束治疗后，张老师特地讲了晕罐的预防与处理要点。

1. **晕罐的主要原因** 晕罐的发生，一方面可能是患者精神过度紧张，或者是体质较虚弱所致，另一方面可能是火罐吸力太强，或者是罐与罐之间距离太近，皮肤相互牵拉致痛，或者是拔罐的体位不适，以及患者未经休息片刻就行拔罐术等。本例患者系精神过度紧张及在推拿术后未经休息即行拔罐术所致。

2. 晕罐的主要症状　患者在接受施罐术及留罐过程中，突然出现面色苍白、头晕目眩、心慌气短、出冷汗、胸闷泛恶、精神萎倦、脉象沉细，严重者会发生四肢厥冷、神志昏迷等症，即是晕罐先兆和症状。

3. 晕罐的处理方法　立即起罐，使患者保持头稍低、足略高的平仰卧位，松开衣扣，注意保暖和空气流通。轻者静卧片刻，给予温热糖水或白开水、热茶后，一般即可恢复；重者须立即点、按、揉、掐人中、内关、合谷、足三里等穴，必要时应配合其他急救措施。

4. 晕罐的预防措施　与晕针同。在施术中，尽量采取卧位，施术部位不宜太多，使用罐数应适量，罐与罐之间不宜太近，应保持一定距离（3cm 左右），留罐时间不宜太长，一般以 5～20 分钟为佳。当然，施术方案应根据患者的体质、精神状态、所患病情、施术部位及施术季节等具体情况而定。尤为重要的是，医者在施术过程中，要随时注意观察患者的表情变化，经常询问其感觉如何，一旦出现面色苍白、神呆、出冷汗、胸闷欲吐等症状，应及时采取措施。切不可因拔罐疗法安全系数大而疏忽大意，更不能擅自离开工作岗位，以免造成不良后果。

小强是初次接受针灸拔罐治疗者，由于缺乏体验，自然容易产生恐惧、畏痛、心情紧张等情绪。小强原本以为针刺疼痛，但因张老师应用快速轻刺激手法，并未使他感到想象中的害怕和不适。而拔罐看似不可怕，但因吸得过紧，还是有些皮肤肌肉牵拉痛。再说，事先我没有与小强对拔罐做个说明，让他预先有所心理准备，替他拔抽气罐时，可能罐内空气吸去过多使罐过紧，引起局部疼痛不适，而发生类似晕针的临床表现，出现头晕胸闷，恶心欲吐，肢体发软、发凉，瞬间意识丧失等。

滞　　针

一天下午，因大暴雨，就诊的患者一下少了很多，诊室里静静的，两个中医药大学的研究生正计划让张老师传授些经验。

此时躺在诊疗床上的患者留针时间到了，嚷着要求拔针，一学生连忙跑过去，只听见"啊！"的一声尖叫，响彻了整个屋子，"疼死我了！"原来患者说尿急，家属想快些就帮忙关电针仪，不料因不熟悉仪器开关，反而把强度一下调到最高，电针部位剧烈的敲打使患者难以忍受而大叫。得知缘由，我们边安抚患者边迅速起针，却见那学生还没拔去患者右腿三阴交穴上的针，对着针在发呆，"怎么了？"我问道，学生抬起头，紧张又恐惧地悄声回答道：这根针拔不出来。我过去一摸针，果然这针像被巨大磁场吸着，纹丝不动。看来是滞针了，估计是刚才突然加大脉冲电流，患者右腿受刺激而肌肉痉挛，变动体位所致。我让患者按照原来的姿势躺舒服了，左手轻轻地揉按患者右小腿内侧及三阴交穴附近的肌肉，右手捏住滞针穴上的针柄，缓缓地小幅度转动针身，顺着针体弯曲的角度稍用力顺势拔出针。这根针完整地取出，只见针身已折成 S 形了。那学生擦着额头的汗，长出了口气，说太可怕了。我告诉他们，自己当初遇到类似滞针事故，也是很害怕、紧张，是张老师的言传身教让我明白，面对意外事件必须要冷静沉着应对。

准确处理滞针，可避免或减少折针事故。在滞针时，如因体位改变所致，可令其恢复原来体位，再试行拔出。如因肌肉紧张引起，宜停留片刻，或在周围穴位按压，使其松弛后出针。如针体有多处弯曲的情况，试行压迫针身，使针尖从另一处皮肤穿出，剪去针尾，用镊子将其拔出。

（刘 坚 张 进）

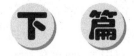

下 篇

笔记十一　拜师学艺　林老师印象

 首遇林老师

2002 年初夏的一个早上，刚休完产假上班没有多久的我，正打算继续跟张仁老师临床学习，张老师告诉我，门诊部来了一位姓林的头皮针老师，在治疗神经系统的疑难杂症上有独特疗效，问我和吴九伟老师愿不愿去跟她学习。虽然那时我对头皮针的了解，仅止于大学针灸课上焦氏头针的运动区、感觉区，可我还是欣然从命。一方面可以系统学习一种新的针法；另外一方面，由于张仁老师对林老师也比较推崇，这让我对林老师也有了一定的好奇心。

那是一个星期二的上午，一大早我在门诊部主任黄老师的带领下，上了门诊部 2 楼。这时，候诊大厅里已经非常热闹了，很多小孩在家长的陪同下，吵吵闹闹的，有的还在哭。打开诊室的门，只看见，里头有一位瘦瘦小小的老太太，身穿白大褂，正在给一位小患者扎针。这就是年近九旬的林学俭老师。她满头白发微微发黄，面部皮肤白皙，布满岁月留下的痕迹，眼睛不大，但炯炯有神。发现黄老师在看她，她转过身，面向黄老师，然后从双耳中掏出了两块棉花，原来，林老师怕太吵，把耳朵塞起来了。在黄老师的介绍下，她答应带教我们，让我们先在旁边看着。于是，我们开始了林氏头皮针第一次的学习。

林老师的患者非常之多，大多数都是小孩子。我们在旁边，帮忙递递针、拔拔针，一个上午跟下来，我知道这些孩子大多数是脑瘫患儿，还有些是自闭症患儿。门诊快结束的时候，稍微空闲了一点，林老师就跟我们聊了起来。

"你们对焦氏头皮针，有多少了解呀？"林老师问。

"我们在大学学针灸的时候，头皮针介绍的就是山西焦氏头皮针。我印象最深的就是它的运动区、感觉区和语言 1 区、2 区、3 区，对中风后遗症的治疗有一定疗效。"我抢着回答。

林老师听后笑着说："你们知道吗，我就是受到焦顺发老师的启发，开始走上头皮针研究之路的。"林老师手里捧着茶杯，陷入了回忆之中。在后来的带教过程中，她陆陆续续告诉了我们她的学医、行医经历。

曲折的学医经历

林老师是福建闽侯人，但是从小生长在东北。"九一八"事变后，他们家一路从东北逃难，到过山东、陕西、四川，后来她在别人的资助下，考入南京中央大学学习生物学。大学毕业后，她一直在上海的各大医学院校从事生物学的教研工作，担任过生物学教研室主任和教授。由于各大医学院教学条件有限，有许多教学用生物标本必须靠老师自己动手制作，长期的制作标本、绘制图谱等动手实践，使林老师对各种生物标本、动物解剖，以及人体解剖结构烂熟于心。擅长绘画的她还编著了一本《家兔解剖图谱》，其中图谱线条流畅，笔法细腻，精美异常。这些为以后林氏头皮针的形成和发展打下了非常坚实的基础。

"文革"期间，医学院校的教师经常下乡为民服务，林老师也参与其中，看到其他做医师的同事，能为农民们治疗解除他们的病痛，她很羡慕，所以也萌发了为他人治病的想法。她看到针灸疗法见效快，不像其他治疗还要花药费，很适合乡间农民的需求，因此她下决心要学习针灸。她开始四处求学，参加针灸学习班。然而，那时一个人想要真正学点东西是很困难的：一方面学习针灸的书，并不像现在这样想买就马上能买到；另一方面，那时一些老中医还有保守的思想，不愿意把针灸操作上的某些诀窍心得传授给别人。她在没有系统学过中医理论，在针灸经络理论基本缺如的情况下，凭借扎实的解剖学功底和深厚的生物学知识，完全依靠自学，在自己身上试针，很快就掌握了针灸的一些基本技术。

这时，一个偶然的机会，林老师读到一本 1955 年出版的，由我国著名针灸学家陆瘦燕编著的小册子《十四经穴图谱》，书中有一段文字对头部穴位做了总结归纳，指出头部的穴位对全身八大系统（指当时西医的呼吸、消化、泌尿、循环、血液、内分泌、代谢、精神神经等系统）都有治疗作用，并给出了头部传统针灸穴位和人体八大系统的对照表。这个对照表给林老师以极大的鼓舞，印证了她一直以来的很多想法，增强了她用针灸治疗疾病的信心，同时，也促使她更进一步深入研究头部穴位。

致力头皮针研究

20 世纪 70 年代初，山西一位从事神经科临床的焦顺发医师以大脑皮质功能定位为理论依据，以针刺为手段通过各种中枢性疾病的大量治疗实践，由人民卫生出版社出版了《头针疗法》一书，在针灸界引起极大反响，同时也给了林老师非常大的启发。西医解剖学和生物学虽是她的强项，但她认为对大脑的认识还不够，于是已经四五十岁的她还与在校大学生一起在课堂上从头学习脑外科，翻阅大量脑外科与神经系统疾病的中外文资料，到解剖教研室仔细比较动物大脑和人体大脑在结构上的异同，随时把学习的结果应用于临床，进行深入的探索研究。

讲到这里，又来了一个患者，林老师又忙了起来。处理好这个患者后，林老师又接着说，她当时为了观察头皮针临床效果，连续三年利用自己的业余时间在彭浦新村为居民进行义诊，用头皮针治疗各种疾病，积累了大量的临床经验。她倾注了大量的心血，认真地体会不同穴区的疗效，不断地精确每个穴区的定位，仔细地研究取穴、配穴的技巧，在三年的临床实践中，大大地提高了头皮针的疗效。

"文革"结束后，教师开始归队。此时，林教授已经割舍不下她正在进行的头皮针疗法，她要求继续留在临床上研究她的头皮针。她的工作单位是以儿科闻名于上海滩的新华医院，有机会接触到了大量的小儿脑瘫患者，这既使她的头皮针疗法有了用武之地，也使她在治疗方法和穴位的定位、配伍方面有了提高。

说到这里，林老师感慨地说：她特别要感谢的是原新华医院的叶祥枝主任，在林氏头皮针初步应用实践时，是叶主任给予了林老师有力的支持。随着临床患者的逐步增加，遇到的问题也越来越多。有了大量小儿脑瘫的临床实践基础，有些问题，可以触类旁通，特别是神经系统疾病，如小儿脑瘫、帕金森病、神经性耳聋等。此外，她还到解剖教研室仔细比较了动物的大脑和人体大脑在结构上的异同。通过不断的探索研究，针灸治疗这些疾病的临床疗效有了很大的提高。40多年的临床探索和实践，初步确定了一些常规取穴、定位和适应证。

从20世纪70年代末起，她开始陆续发表一些论文。林氏头皮针，逐渐在针灸界产生了一定影响，并被一些学者定为国内最重要的六大头皮针体系之一。

林老师在原医疗单位退休以后，仍坚持临床工作，用她的头皮针疗法为患者服务。鉴于她在治疗一些难治病方面的突出疗效，她曾多次应美国、加拿大等国外医疗机构邀请，出国讲学，并做头皮针的操作示范，得到了国外同行的认可。这次应邀来中医文献馆门诊之前，她刚从美国讲学归来。

非常感谢林老师，让我了解了她的经历，也让我看到了她勇于探索的精神！

（王海丽）

笔记十二　西为中用　发现头皮针新区

大概是阴雨天气的关系，今天上午患者不太多，处理完手头的几个患者之后，林老师让我们在她对面坐下来，她忽然问道："我做头皮针是受山西焦顺发的启发，你们跟了这几次下来，觉得我的头皮针与焦氏头皮针有什么区别吗？"

"我们发现您在脑后枕骨粗隆周围取穴较多，好像焦氏头针只有视区和平衡区两个区。"我想了想回答。

林老师认真地说："你观察得挺仔细，这个部位主要是小脑的投射区，也是我重点关注区域之一。"

小脑新区和静区

自从跟师林老师之后，我阅读了林老师的大量文章。林老师从 1979 年发表笔记、论文开始，至今已有 30 余年。林老师根据脑科学理论，发现了小脑新区，又在大脑皮质功能定位区的基础上，采用"脑功能和血流的关系"理论，发现了静区（即联络区），大大扩展了头皮针治疗的领域，并在临床应用中取得了很好的疗效。但对这些内容，我可以说是一知半解，所以，就顺着这个话题向她请教有关这方面的知识。

林老师娓娓道来："对于小脑，我们之前认识得并不多，仅知道它有平衡人体的作用。小脑是后脑的最大部分，也是中枢神经系统中仅次于大脑的第二大器官。小脑中部狭窄，称为小脑蚓部；两侧膨大，称为小脑半球。小脑表面被一层灰质覆盖，称为小脑皮质。小脑内部是由神经纤维构成的白质，称为小脑髓质。现代医学提示我们：小脑通过三对小脑脚完成它与大脑皮质、基底节、脑干和脊髓神经的往返联系，说明小脑与大脑、脊髓等有着千丝万缕的联系，在中枢系统中有着十分重要的地位。小脑与低位脑干有双向纤维联系，所以小脑可调节躯体运动，并与前庭核、红核等共同调节肌紧张，调节躯体反射活动。小脑与大脑也有双向纤维联系，因此小脑对随意动作起着调节作用，使动作的力量、快慢与方向得到精确的控制。此外，小脑对植物性反射中枢也有调节作用。"

我接着问："那您在文章中说的小脑新区又是怎么回事呢？"

"我在新华医院退休以后，因为喜欢研究头皮针，喜欢用头皮针为患者解除病痛，所以在临床实践的基础上，翻阅了大量的中外神经生理解剖方面的资料，如脑功能与血流配位、轴突网络等原理，包括动物的生理解剖。我发现小脑新区是受家兔头骨的启示，下次我可以把我珍藏的家兔头骨拿给你们看，你们就知道家兔小脑的位置，以及小脑蚓区，我为什么会从枕骨粗隆下面向上取穴了。"她喝了一口茶，说："有一次，一位久治无效的小脑共济失调患者找到我。我根据我研究的成果联系这个临床实际，大胆地加入了小脑部位的头皮反射区，结果针刺之后竟取得了意想不到的效果。后来我在治疗中将它用于多种锥体外系疾病（广义地还应包括前庭），包括：震颤麻痹、扭转痉挛、舞蹈样动作、手足动作、共济失调、肌张力失调及精神疾病，如老年痴呆症、自闭症、抑郁症，都有不同的效果。"

我不由赞叹说："您这是为这些病的治疗提供了一个崭新的思路。"

林老师点点头说："是的，正因为这是焦氏头皮针没有涉及的，所以我就叫它'小脑新区'。"

林老师休息了一会，继续说："在 20 世纪 90 年代中期，我除了提出'小脑新区'的概念外，还提出了'静区'这个概念。这也是焦氏头皮针没有的。静区，原来指的是除大脑功能定位区（主要包括运动区、感觉区、视区和听区）以外的区域。由于这些区域既不被感觉刺激所激活，也不参与控制运动的活动，所以传统上称其为静区，又称为联络区。其实过去所谓的'静区'其实并不'静'，它有联络的功能，可以直接影响对激活了的信息的加工和传递质量，从而影响疗效。近年来的研究表明，静区也参与感觉输入的精细加工过程和运动活动的设计，也许也参与单纯的心理活动。根据这些理论，我把它的头皮反射区也叫作"静区"。我们发现，不少患者在经过加刺静区后，治疗效果明显提高。"

"今天就讲到这里，"林老师看见又来了个患者，说："有什么问题，我们下次再聊。"

 ## 脑功能与血流配位是咋回事

这几天林老师身体不太好，对患者进行了限号，上午 11 时就看完了全部患者。因为对静区的作用原理不够理解，我赶快抓紧时间提问："林老师，您前几次一直提到脑功能与血流配位和神经网络学说，我能先请教一下，什么是脑功能与血流配位原理吗？"

林老师说："我们知道，大脑由约 140 亿个细胞构成，平均重约 1400g，大脑皮质厚度为 2~3mm，总面积约为 2200cm^2，它的主要成分是水，占 80%。它虽只占人体体重的 2%，但耗氧量达全身耗氧量的 25%，血流量占心脏排血量的 15%，一天内流经大脑的血液为 2000L。脑组织与其他器官不同，它没有能源储备。要想让脑细胞正常工作，就必须源源不断地供应氧和葡萄糖，而血流是氧和葡萄糖进入大脑的唯一途径。现代神经生理学研究证明，大脑皮质各功能区域内血流量的变化能反映出这些区域功能活动的变化情况。借助放射性核元素氙 [133]，能使脑血流量的变化用图形显示出来，局部血流量的变化反映了局部细胞代谢水平的变化，任何一种组织功能水平的提高，都应通过增加血流量和增加消耗氧的速度才能进行。借助氙 [133] 可以观察到以下一些现象。"

她看我似懂非懂的样子，耐心地解释道："比如当人在清醒状态卧床休息时，脑前区的血流量大大高于脑后部 50%，因为脑前区（即额前区）是负责设计行为和不同行为的行为模式。安静时，意识大部分集中于内心活动，故反应迟钝的患者可能就存在额叶大脑供血不足的情况。又比如用眼睛追踪一个移动物时，额眼区、视联络区和附加运动区血流量加大；当移动手指时，不但激活了运动区、感觉区的中 2/5 部分（相当于手的动作与感觉部分），也激活静区中运动前区和附加运动区；几乎所有的机体随意运动都能激活附加运动区和它周围的运动前区，并同时使两处血流量明显增加。所以，我们在临床上就根据这个原理，在治疗相应的功能障碍时加刺相应的静区，取得了很好的疗效。"

"原来是这样呀！"我说，"脑功能与血流有这么大的联系，这还真的不知道。"

"是呀，过去只知道，运动前区发生病变时将会引起痉挛性肌张力增高和强握，后来通过脑血流与脑功能的关系提示，进一步了解到运动前区这部分脑区还参与连续动作的设计，附加运动区还负责机体动态运动程序的编制作用。"林老师说，"又如，过去认为，说话只与左额叶后下部的布洛卡区有关，现在通过脑功能与血流的配对关系揭示：在说话过程中，左右两个半球脑血流都变得同样活跃，说明右额叶的相应部分也与说话有关，对语言的最后合成和运用都有作用。因此，右半球损伤的患者有时同样可出现说话不流利的现象，所以在临床上对失语或说话不清、说话困难者，可选取双侧布洛卡区。临床实践证明，在头皮针的治疗过程中，除选取大脑功能定位区之外，还应选取有关的静区，可以明显地提高疗效。因此说，林氏头皮针的治疗原理有其生理学意义上的基础。"

"另外，还一个有趣的现象，你们可能不知道"，林老师神秘地说，"'设想'也能使脑血流增加！一个人想一个简单的动作，如拿一个杯子，然而他的手保持不动的状态，仅仅是想这个动作，但这样的'设想'也能激活大脑运动区和感觉区及附加运动区上肢（或手指）部位的血流量。因此，对于中风偏瘫的患者而言，除了对患肢积极治疗外，患者的主观运动意识就显得十分重要，这对肢体的功能恢复有积极的意义。"

"那是不是说，在气功疗法中的意念可以治病，这是有物质基础的？"我有点兴奋，也有点不确定地问道。

"可以这么说，但气功疗法中还有很多我们不知道的东西，目前我们的科学技术还不能去解释它，这要靠我们逐步去发掘。"林老师笑着说。

这时，送林老师回去的司机来接她回家了。林老师说："那今天就讲到这里了，关于轴突网络原理，我下次有空再给你们讲吧。"

神经元上的神奇突起

　　一个门诊患者不是太多的下午，林老师说要继续给我们讲上次没讲完的轴突网络原理，我们高兴地围着她坐下来。她拿出一张纸，在上面画了一个类似荷包蛋的图案，她一边画一边告诉我们，这是一个神经细胞，又叫作神经元。每个神经元上，有很多突起，是神经元胞体的延伸部分，由于形态结构和功能的不同，可分为树突和轴突。树突呈放射状，每个神经元有一到数个。轴突，每个神经元只有一根。

　　"轴突自胞体伸出后，开始的一段通常较树突细，粗细均一，表面光滑，分支较少，无髓鞘包卷。离开胞体一定距离后，有髓鞘包卷，即为有髓神经纤维。轴突末端多呈纤细分支，与其他神经元或效应细胞接触。轴突的主要功能是传导神经冲动。"林老师画完轴突后，喝了一口茶继续说道，"有一种病，叫作多发性硬化，它的主要发病原因就是中枢神经脱髓鞘。不过这种病，西方人发病比较多，国内不多见。我在加拿大的时候治过几例，效果还不错。"这时林老师的笔指向了那些树枝状的突起，说："这些放射状的突起，像不像一棵树？它们叫作树突，这些突触可以扩大神经元接受刺激的表面积。树突具有接受刺激并将冲动传入细胞体的功能。"

　　"你们知道神经元之间是如何传递信息的吗？"林老师不等我们回答又继续说，"信息是从一个神经元的树突传导到细胞体，再由细胞体传到轴突，由轴突向下一个神经元的树突传递的。也就是说，每个神经细胞树突的起点是另一个神经细胞的轴突末梢，轴突的终点是下一个神经细胞的树突。这个传递是单向的。"

　　"你们知道大脑是怎么进行学习的吗？"林老师又问。我们摇头表示不知道，林老师接着说："拿我们的现在很多人在用的电脑打比方吧，学习的过程就是一个记忆的过程，就是把一个个知识点存到一个个电脑的存储单元中，然后把这些知识点再按照一定规律把它们连接起来，形成一个知识链。这些电脑的存储单元相当于我们大脑的神经元，不同的神经元之间靠轴突与树突形成一个连接，这个连接就是一个记忆链，这个过程就是一个学习的过程。这个连接需要反复进行巩固才能牢固，所以学习后需要复习，才能形成记忆。每个婴儿从翻身这个简单的动作的学习开始，到后来的语言学习，再到学校里知识的学习，都是从一个个记忆链开始的。"

　　"那为什么有的学生记忆力还不错，每个知识点都记住了，却并不知道怎么运用；而有的学生就领悟得快，可以触类旁通，举一反三呢？"趁林老师喝水的时候，我问道。

　　"这个问题问得好！这要从脑细胞的构造谈起了。刚才说脑细胞又叫作神经元，它由胞体、树突和轴突构成。每个神经元可通过树突与多个神经元进行联系。如果一个很长时间没有用到的知识链中，有一个知识点与新建立的知识链有交叉，这时就有可能激活那个老的知识链，甚至建立一个新的知识链，也就碰撞出新的火花。这就是我们常说的心有灵犀一点通，或者说是举一反三，触类旁通。如果一个孩子大脑神经元的突起不够多，甚至很多神经只有一个轴突和少量的树突，那它只能与有限的几个神经元相连，就不能建立一个密集的神经网络，那么这个孩子的智力水平肯定不会高。"

"林老师，那怎么才能建立好这个神经网络？"我问，"怎样才能增加神经元上的突起呢？"

"现代医学研究证明，正常新生儿的脑神经元约为 140 亿个，与成年人相差无几。根据研究，新生儿的脑重量约 390g，达到成年人脑重量的 25%。到了 3 岁，脑重量即达到成年人脑重量的 75%。脑细胞的功能在 3 岁前约完成 60%，8 岁前完成 80%。值得注意的是，幼儿的脑重量的增加，并不是神经元数量增加的结果，而是神经元结构的复杂变化，神经突起不断增长。这其中，树突的成长及网络的形成，主要来自感官刺激；而轴突的成长与网络的形成，主要来自脑部不断发出命令控制身体的各个部位。0～6 岁是人类神经元突起成长的关键时期，通过特定的外部刺激和活动，可以有效促进宝宝神经元突起的成长，并与其他神经元连接，形成纵横交错的信息网络。"林老师答道，"所以只有通过学习，才能使神经突起的数目和长度大大增加，形成纵横交错的信息网络。一个人的大脑细胞突起越多，网络越复杂，大脑解决问题的速度就越快，智商就越高。而这个学习的过程中，脑细胞要消耗大量的氧和能量。"

"林老师，那我们头皮针在这里能起到什么作用呢？"我又问。

"扎完头皮针后，大多数患者会感觉头胀胀的，这就是大脑血管扩张，供血量增加的结果，我曾经让患者在头皮针前后做过脑血流检查对比，发现针刺后大脑相应部位的血流明显增加。"林老师停了一下，说："不过，为什么针扎在颅骨外面，而颅骨里相应部位的大脑血管却增加了血流量，这之间有什么相应的联系，是什么道理，我至今还没有搞明白，需要与相关的研究单位配合，花大量的时间、精力和财力去研究。希望你们今后能够搞明白！"

林氏头皮针的常用刺激区

在跟随林老师的过程中，时任上海市中医文献馆馆长的张仁老师，一直关注我们跟师的情况，他说，你俩不仅仅是向林老师学习，更重要的是帮助已经高龄的林老师总结整理她的学术成果。其中最重要的一点是，将她所发现的独特的头皮针常用刺激区规范化。因为在此之前，虽然林老师在一些论文中提到过，但只是个别穴区，零零碎碎，不成系统；国内出版的陆寿康先生编著的《头针疗法大全》，曾做系统介绍，但只是她早期的经验，并不成熟；美国曾出版过一本好的中文著作，而有关刺激区的定位也语焉不详，使按图索骥者茫无头绪。

根据张老师的意见，我和吴医师把精力集中于此。林老师告诉我们，在总结时，要弄清林氏和焦氏的两种头皮针的异同。开始时，我们确实理解为，焦氏头皮针运动区、感觉区+静区+小脑新区=林氏头皮针。因为，林学俭老师在她的头皮针理论形成过程中，确实受到了焦顺发头皮针系统的启发。通过研究，我们发现实际上在区的概念上和实际应用时，两者还是有差别的，具体来说：其一，焦氏说的区，实际上是线的概念，如运动区、感觉区，在定位和针刺时，分别只是一条线，只允许一根根毫针沿线分段刺入，而林氏头皮针才是真正区的概念，只要在这个区域内可并排刺入多针，如运动前区，它可以在此区域内刺入五针，所以即使有些穴名相同的穴区（如运动区、感觉区），它们的定位在总体上说，两者并不完全相同，还是有差异的；其二，穴名不同的穴区，它们的差异就更大，如焦氏的舞蹈震颤控制区，与林氏头皮针中的运动前区定位相似，但运动前区定位区域比较大，主治范围也比较广，不局限于舞蹈病、帕金森病（震颤麻痹），它对肌张力有调节作用；其三，林氏头皮针增加了大量焦氏头皮针所没有的穴区。总得来说，林氏头皮针的穴区是以焦氏头皮针为基础，加上静区和小脑新区而形成的；在治疗方法上，林氏头皮针更是点、线、面结合，可以精确定位。这将在后面提到。

通过多年的努力，我们终于在林老师的指导下，总结出了林氏头皮针常用刺激区的方案。

根据脑外科手术定位，我们确定了几条定位辅助标志线。

1. 前后正中线　即眉间（印堂穴）和枕外粗隆高点的正中连线。

2. 大脑外侧裂　大致为眉梢至顶骨结节下缘的连线。

3. 中央沟　由前后正中线的 1/2 处，向后移 1 寸，以此为原点，按与前后正中线成 67.5°的夹角向下引直线，止于大脑外侧裂。此直线即为中央沟在体表的定位。

另外，除枕外粗隆外，还有顶骨结节（即耳郭后上方的圆形高骨），这是两个重要的骨性标志，对林氏头皮针刺激区的定位起着重要的作用。

一、大脑功能定位区

1. 运动区

定位：以中央沟为后边界，向前平移 1 寸的狭长区域即为运动区。该区相当于大脑皮质中央前回在头皮上的投影。

可将运动区划分为五等份：运动区上 1/5、运动区中 2/5、运动区下 2/5（即焦氏头皮针的言语一区）。

操作：①左右交叉针刺，即病在左，针刺右侧，病在右，针刺左侧。直刺进针，当针尖触及骨膜时，稍退后，卧下针体，沿头皮缓慢进针 1 寸许。针刺方向为向两侧偏前，与前正中线成 67.5°的夹角。②先用点穴笔在穴区内寻找压痛点，再用 0.5 寸针直刺，深至骨膜。

作用：主治对侧肢体的运动障碍。运动区上 1/5 主治对侧下肢瘫痪；运动区中 2/5 主治对侧上肢瘫痪；运动区下 2/5 主治对侧头面部运动障碍，如面神经瘫痪、运动性失语、流涎、发音障碍。

2. 感觉区

定位：以中央沟为后边界，向后平移 1 寸的狭长区域即为感觉区。该区相当于大脑皮质中央后回在头皮上的投影。

可将感觉区划分为五等份：感觉区上 1/5、感觉区中 2/5、感觉区下 2/5。

操作：与"运动区"操作方法相同。

作用：主治对侧肢体的感觉障碍。感觉区上 1/5 主治对侧腰腿痛、麻木、感觉异常、后头痛、颈项部疼痛；感觉区中 2/5 主治对侧上肢疼痛、麻木、感觉异常；感觉区下 2/5 主对侧面部麻木、疼痛、偏头痛、颞颌关节功能紊乱症等。

3. 视区

定位：其下边界平枕外粗隆高点，左右旁开各 1 寸，高 2 寸的长方形区域。

操作：向下沿皮平刺。

作用：主治皮质性视力障碍、白内障。

二、静区

什么叫静区？即大脑功能定位区（主要包括运动区、感觉区、视区和听区）以外的区域。由于这些区域既不被感觉刺激所激活，也不参与控制运动的活动，故传统上称其为静区，又称为联络区。

但近年来的研究表明，静区也参与感觉输入的精细加工过程和运动活动的设计，也许也参与单纯的心理活动。通过近年的临床摸索，总结出以下 8 个区域，分别叙述如下。

1. 运动前区

定位：在运动区前面，向前平移 1 寸的狭长区域即为运动前区。该区相当于大脑皮质中央前回与额前回过渡区的 6 区在头皮上的投影。

可将运动前区划分为五等份：运动前区上 1/5、运动前区中 2/5、运动前区下 2/5（左侧又称布洛卡区）。

操作：①左右交叉针刺，沿皮向两侧平刺。②先用点穴笔在穴区内寻找压痛点，再用 0.5 寸针直刺，深至骨膜。

作用：运动前区能对将要进行的动作进行设计，主治强直性脑瘫，肌张力增高，肌紧张。

2. 感觉后区

定位：在感觉区的后面，向后平移 1 寸的狭长区域即为感觉后区。该区相当于大脑皮质 5 区、7 区、40 区在头皮上的投影。

可将感觉后区划分为五等份：感觉后区上 1/5、感觉后区中 2/5、感觉后区下 2/5。

操作：①左右交叉针刺，沿皮向两侧平刺。②先用点穴笔在穴区内寻找压痛点，再用 0.5 寸针直刺，深至骨膜。

作用：治疗肢体及头面的感觉障碍。尤其对感觉障碍较严重的患者，加用本穴，有加强治疗的作用。

3. 情感智力区（原额五针）

定位：以前发际后 2.5 寸为后边界，以前发际后 1 寸为前边界，两侧止于运动前区的扇形区域。该区相当于大脑皮质额前回在头皮上的投影。

操作：①一般可刺五针，故原称"额五针"。具体操作：可在前后正中线上由后边界进针向前平刺，也可由前边界进针向后平刺，为第 1 针；然后在第一针的左右两侧间隔 1～1.5 寸，约直对瞳孔，平行各刺 1 针，为第 1 旁针；然后再旁开 1～1.5 寸，左右各刺 1 针，为第 2 旁针，共 5 针。也可根据临床需要，刺 3～7 针。②先用点穴笔在穴区内寻找压痛点，再用 0.5 寸针直刺，深至骨膜。

作用：主治情感障碍、智力低下、反应迟钝、记忆力差等病症，如小儿脑瘫、有智力障碍者、抑郁症、失眠症。

4. 附加运动区

定位：运动前区与情感智力区围成的菱形区域。该区相当于大脑皮质 8 区在头皮上的投影。

操作：①沿皮向前或向后平刺。②先用点穴笔在穴区内寻找压痛点，再用 0.5 寸针直刺，深至骨膜。

作用：该区域能反映大脑皮质深部中枢的功能，负责对运动程序的编制，给连续的随意运动制定程序。刺激此区时，可产生极复杂的双侧性影响及易化兴奋运动区。

5. 胸腔区

定位：情感智力区前宽 1 寸的狭长区域，前边界与前发际平，左右宽度为额角发际。将此区域划为五等份，其中正中 1/5 区域为胸腔区。

操作：①沿皮向前或向后平刺。②先用点穴笔在穴区内寻找压痛点，再用 0.5 寸针直刺，深至骨膜。

作用：主治支气管哮喘、支气管炎、心肌炎、心绞痛、心律不齐及胸闷气短等胸腔部疾病。

6. 腹腔区

定位：情感智力区前宽 1 寸的狭长区域，前边界与前发际平，左右宽度为额角发际。将此区域划为五等份，其中胸腔区的两侧各 1/5 区域为腹腔区。

操作：①沿皮向前或向后平刺。②先用点穴笔在穴区内寻找压痛点，再用 0.5 寸针直刺，深至骨膜。

作用：主治急慢性胃炎、溃疡病等引起的疼痛及胃下垂、消化不良等腹腔部其他疾病。

7. 盆腔区

定位：情感智力区前宽 1 寸的狭长区域，前边界与前发际平，左右宽度为额角发际。将此区域划为五等份，其中腹腔区外侧各 1/5 区域为盆腔区。

操作：①沿皮向前或向后平刺。②先用点穴笔在穴区内寻找压痛点，再用 0.5 寸针直刺，深至骨膜。

作用：主治膀胱炎引起的尿急尿频、糖尿病引起的烦渴多尿，以及功能性子宫出血、阳痿、遗精、子宫脱垂等盆腔部其他疾病。

8. 听理解区（原颞三针）

定位：以大脑外侧裂为上边界，以顶骨结节为基准点向前 3 寸，向下 1.5 寸的一长方形区域，前低后高，与水平线呈 10°～15°夹角。相当于颞叶（颞上、中、下三回）的后部在头皮上的投影。

操作：可针刺 3 针。

第 1 针自顶骨结节下缘前方约 3 寸处，向后针刺 1～1.2 寸，即听理解区的上缘，相当于颞上回在头皮上的投影。

第 2 针在第 1 针的下方 0.5 寸，平行向后针刺 1～1.2 寸，即听理解区的中间，相当于颞中回在头皮上的投影。

第 3 针在第 2 针下方 0.5 寸，平等向后针刺 1～1.2 寸，即听理解区的下缘，相当于颞下回在头皮上的投影。

3 针间隔 0.5 寸左右，沿皮由前向后，略向上，与水平线呈 10°～15°夹角，

作用：主治同侧耳鸣、神经性耳聋、头晕、内耳性眩晕、皮质性听力障碍、幻听、颅脑外伤后遗症等，能增强感受性语言和记忆力的储存。

9. 声记忆区

定位：顶骨结节下缘向后 2 寸，向下 1.5 寸的长方形区域，即顶骨结节的后下方，听理解区向后延伸 2 寸的长方形区域，相当于颞上回后部与颞中回后部在头皮上的投影。

操作：由于该区较为广泛，可在该区呈十字形交叉刺两针。

作用：治疗神经性耳聋的主穴区。

10. 语言形成区

定位：位于耳后声记忆区正中下方，宽 0.5 寸处，高约 1 寸长的垂直区域，其上端高度大约平耳尖。

操作：从耳尖处向后入发际 1 寸，直刺进针，然后再沿皮向下垂直进针 1 寸左右。

作用：语言形成。

11. 视联络区

定位：位于视区两侧，与视区同高，宽约 2 寸的长方形区域，左右各一。

操作：可斜刺，方向为内下方，或外上方。

作用：本刺激区具有分析物体形状、识别物体的功能，并与眼球高精度的运动有关。主治皮质性视力障碍、弱视。

12. 忧虑区

定位：位于情感智力区中央偏左，由情感智力区前边界与前后正中线的交点为顶点向后、向左各 1 寸的一个等腰三角形区域，相当于大脑皮质额前区的额上回和额中回偏左一部分。

操作：可在情感智力区的当中 1 针和左侧第 1 针旁之间进针，向内前方（神庭穴）进针 1 寸左右。

作用：主治自闭症、多动症、抑郁症、老年性痴呆症、更年期综合征。临床上可结合额五针，加强治疗作用。

三、小脑新区

小脑新区为头皮针上的最新发现，也是林氏头皮针独到之处。其主要有小脑蚓区和小脑半球区。

1. 小脑蚓区

定位：位于视区正下方，为枕外粗隆高点向下 1.5 寸，左右旁开各 0.5 寸的长方形区域。

操作：在枕外粗隆下端向上斜刺，刺及骨膜，由下向上沿皮进针 1 寸，此为第 1 针；然后沿同一纵线向上依次相隔 0.5cm 向上以同法呈接力样刺入第 2、3 针，深度以触及骨膜为好；并在第 2、3 针左右两旁穴区内以同法再向上各刺一针，最多可刺 7 针。采取强刺激运针法。注意，切忌在枕骨粗隆下方直刺和向下斜刺，以免刺入枕骨大孔，发生危险。

作用：主治复视、眼球震颤、听力减退、构音困难、失语、面瘫、面肌痉挛、中风偏瘫、震颤麻痹、共济失调等。

2. 小脑半球区

定位：位于视联络区下方，与小脑蚓区平行，小脑蚓区与耳后两侧中央，宽约 1.5 寸的正方形区域，左右各一，相当于风池穴上方。

操作：从下边界向上、向外交叉刺两针，进针约 1.2 寸。针刺必须达到骨膜，再用强刺激手法，方能奏效。

作用：主治同侧上肢和下肢共济失调，同时对肌张力增高、减弱及乏力等症状有明显疗效。

（王海丽）

笔记十三　操作新法　创用点穴针

今天林老师的患者非常多。门诊结束的时候，林老师拿出一本书让我们先看一下。这是一本美国出版的中文头皮针书，里面除了介绍林氏头皮针及用其治疗各种神经系统难治病以外，还有许多插图和患者的照片。这本书是林老师和她在美国的学生吴奇老师一起出版的。林老师把书打开，翻到其中的一页，指着这页上的两张图片，说："这两张图片非常重要，你们一定要先记熟。"

 两张大脑皮质功能定位图的妙用

这是两张大脑皮质运动中枢和感觉中枢功能分布排列顺序的示意图，只是这两张图比较形象，不光是用文字标注，还把相对应的人体部位用图画表示出来，让人看了更加清晰形象。我大概看了看，运动中枢和感觉中枢都是上 1/5 是下肢，中 2/5 是上肢，下 2/5 是头面部，和焦氏头皮针的分布一样，也就没有再去仔细研究下去。

没想到，第二次跟师的时候，来了一位颈椎病患者，颈部僵硬板滞，左手小指、环指有些发麻。林老师一边扎针，一边随口就问："治疗颈椎病运动区和感觉区都应该取哪些穴位？"我回答："是否取运动区的下 2/5。"林老师说："你们应该好好看看那两张图，颈椎病应该取感觉区的上 1/5 下部和运动区的下 2/5 上部。颈椎在大脑皮质的分布中，感觉区和运动区位置是不一样的。"她一边说，一边又拿出一支点穴笔，在患者右侧感觉区的上 1/5 按压了起来，并告诉患者如果有感觉特别痛的地方要告诉她。林老师说："这是在找压痛点。找压痛点的时候，要从患者病变部位的相应大脑皮质投影区外围开始按压，按压时要保持均匀用力。"在感觉区上 1/5，找到了几个压痛点以后，林老师又一路向下按了过去。我连忙问为什么还要继续按压，林老师说："因为他的小指和环指还有麻木的症状。通过那两张图片，我们可以看到，手的功能在运动中枢和感觉中枢中分布面积是相当大的。这一方面说明我们手的功能是非常精细的，需要调动大脑非常多的资源；另一方面也说明了这是我们人与动物最本质的区别——有一双灵活的手。手的几根手指头在大脑中的排布是什么样的顺序，你们注意到了吗？"林老师又一个问题抛了出来。这让我非常惭愧，我没有仔细看那两张图，还是不知道。她继续说道："5根手指在大脑运动和感觉中枢中的排序，最上面是小指，然后环指、中指、示指，最下面是大拇指，这个顺序你们一定要记住。大拇指的功能非常重要，在 5 根手指头中占的面积是最大的。"

在探压下，林老师找到了患者第一个压痛点。她用左手示指尖对准这个点，用右手先拿酒精棉消毒，随后用半寸毫针顺着左手示指尖垂直头皮刺入，直达骨膜。下针后，林老师让患者转动一下头部，感觉一下颈部肌肉是否还有僵硬感。患者转动了一下头部，喃喃说，咦，好像是放松多了，针灸真是神奇呀。再接下来的探压中，林老师又解决了他环指和小手指的发麻症状。我看后也暗暗称奇，原来这两张图的用处这么大呀！而且头皮针也可以像耳穴一样寻找压痛点取穴的。

半天的跟师学习很快又过去了，回到办公室后，我连忙打开那两张图仔细研究了起来，用心地记住它。在后来的临床中，我越来越体会到这两张图的妙用，而且当探压法与之相配合时，疗效更让人称奇。

独特的头穴探压

今天上门诊时，我和吴九伟医师都带上新买的点穴笔，这是上次跟师时，林老师特别关照的。我早就发现林老师每次来门诊都带着一样秘密武器：一支类似于圆珠笔的点穴笔。几乎每个患者在针刺前，都要在头部按压精确定位，这种方法我是第一次见到。

我问林老师："我也看到过其他的头皮针疗法，都没有像您这样的用探压针取穴的。"

"这个按压取穴确实是我探索总结的。因为我感到按以往的头皮针刺激区进行针刺，在选穴上总是不够精确，"林老师解释说，"譬如，感觉区一般以下肢、上肢和头面来区分，但如果患者说下肢中趾麻木，仅仅针刺感觉区上 1/5 区域是不够的，有时临床上不能收到立竿见影的疗效。因此，从 20 世纪 90 年代末期，我开始探索如何寻找更为精确、更为有效的刺激点，受耳穴按压找压痛点的启发，我通过大量的临床观察和总结，逐步形成现在这样用点穴笔在相应穴区探压取点的方法——探压法，它取穴更为精确，可以切实为患者解决实际痛苦。"

小脑新区和静区等头皮穴区的增加和探压法在操作技术上的运用，使林氏头皮针与其他头皮针流派有了一个重要区别，即以区定位，点、线、面结合。在穴区的划分上，林氏头皮针强调的是一个区，而不是如焦氏头皮针指的是一条线；而在实际的治疗中强调的是点和线，以点带线，以线盖面。在选定了治疗区域后，再根据该区域的大小、形状及探压情况采取相应的针刺方法和毫针布局，从而达到最佳的治疗效果。

我们运用了这一探压法后，发现确实有很多好处。

首先是运用探压法可以精确定位，提高疗效。在临床中碰到有确切发病部位的患者，在选定了治疗区域针刺后，如果不能达到特别满意的疗效，就应该运用探压法在该区域中找到压痛点再针刺，这样可以事半功倍。

记得有一位落枕患者，用推拿、针刺，效果都不明显，找我们一试。我根据发生落枕主要是因为患侧肩部、颈部的肌肉痉挛引起疼痛，以致不能转动头部，所以取对侧感觉区的上 1/5（针对疼痛）和运动区的下 2/5（针对痉挛）。就用上面两个穴位治疗，虽然有所减轻，但患者仍然明显感觉到患侧有一束肌肉痉挛和疼痛。我请他在林老师上班那天来。林老师检查了一下，用点穴笔按压后，用两根半寸毫针刺入，令患者活动头部，患者奇怪地说，"真神！我一点也不痛了。"

我问："林老师，我也是取这两个区，为什么效果没这么好？"

林老师说："这主要是因为取穴不够精确。即使已经完全按照取穴的标准进行操作了，你想小小的一个感觉区或运动区在头皮上虽然仅有几个平方厘米，但对应的却是全身的关节和肌肉。即使同样是落枕，可能损伤的肌肉韧带是不一样的，对应在穴区的位置就有小小的差异，而这小小的差异可能就是导致最终疗效好坏的根源。头皮针的穴区虽然已经划分了几个区域，可以让我们对应进行治疗，但在这小小的区域中取穴相差即使仅 1mm，可能对应在身体的部位上就会相差十几甚至几十厘米；同样身体上明确的发病部位对应在这些头皮针区域内可能仅为几个点或一小段线。所以，用点穴笔就可比较精确地找到头皮针治疗区中相应的几个点或一小段线做重点针刺，不仅能提高疗效，有时还可达到立竿见影的效果。

林老师接着说："根据我的经验，通过头部相应穴区的探压，还可以观察身体相应部位的健康状况。这些阳性反应区，是随着疾病发生、发展、转归的不同阶段发生改变的，可出现在疾病发生之前，也可在病愈之后消失。因此，头部穴区反映人体疾病的信息，既可反映疾病正在发生的部位，又可能预示将要发生的病症。"

这段话使我们很受启发。运用按压法，我们在临床中就可以大胆思考，小心求证，从而不仅开拓思路，提高疗效，并且充实、完善、发展了头皮针的诊疗方法。

还有一点是我以往没有想到的。门诊时有很多患者怕针，特别是小儿患者，要求不用针，或者要尽可能地少用针。这时，探压法就可以大显身手了。一般这样的患者都是不会排斥使用点穴笔的。在探压找到压痛点后，用力按压后，有些比较轻的症状会马上减轻或消失，这时患者就会对医师产生信任感，从而同意用针。其实，根据大多数患者事后的比较，认为用点穴笔探压反而比针刺更加疼痛，但就是感觉用针会让人产生恐惧感，而点穴笔不会。

林老师还告诉我们，本世纪初，根据当时最新神经影像学技术研究来治疗口吃，就取得了一定的疗效。当时的神经影像资料显示：正常人说话时，其大脑的两个半球都会兴奋起来，而左半球尤为活跃。而当口吃患者说话时，其大脑有功能异常和大脑组织的异常改变：大脑右侧额颞叶广泛地过度激活，左侧半球则缺乏正常的激活，双侧小脑半球区异常激活。所以，我们尝试在口吃患者的情感智力区、双侧听理解区、双侧小脑半球区、双侧运动区及运动前区下 2/5 这些区域进行探压后，发现有明显的压痛，故定为必取的主穴；而双侧感觉区及感觉后区下 2/5 的中部、语言形成区等区域，经过按压后，发现有的患者有压痛，有的则没有，所以列为备用穴。

林老师说，人类的大脑是最难认识、最为复杂的器官，也是最娇嫩、最需要呵护的器官。我们知道大脑是人体的神经中枢，人类的感觉、运动、意识、思维、记忆、情感和行为等各种复杂精细的生理、心理活动，就是在它的指挥下有条不紊地进行着。而随着科技进步和医学影像学的发展，世界各国的神经生理学家、心理学家、分子生物学家、生理心理学家们，对人的大脑和神经生理机制进行丰富而又卓有成效的研究，现代脑科学的发展日新月异。运用探压法就可以把这些现代最新的研究结果为我所用。

总之，一支点穴笔，就可以在患者头上进行动态的、全面的、无害的探压，不受时间、地点、体位等条件的限制，就能得知其脑部功能的损伤、变化情况及其不同区域之间的关联性。而且可以进行相应的治疗，甚至还有可能进一步探求不同脑源性疾病在头皮针的选区取穴上的规律。

 ## 掌握探压法

林老师通过大量的临床观察和总结，逐步形成一套完整的，比现有刺激区域更为精确的穴位选点方法——探压法，不仅能提高疗效，切实为患者解除实际痛苦，而且简单易学，可操作性强，引起了我和吴九伟医师的极大重视。我们决心在较短时间内掌握它。

我们第一步是掌握它的要领。我们仔细观察了林老师的操作方法，发现她会根据患者的症状，在常规选穴定位的基础上，以点穴笔（点穴端须如绿豆大）沿该穴区外周以均匀的力量、距离、停留时间和速度缓慢点按，做到逐一探压检查，不遗漏一个阳性反应点或区域。林老师反复强调：一定要以同样的力量、距离和速度探压，不然会让患者没法做出正确的判断。她告诉我们：如果在同样一个部位重压和轻压，产生的疼痛感觉肯定是不一样的；也不要在同一个地方反复按压，这样也会让患者的感觉产生误差。最好要一边按压，一边注意患者表情，探压到一个特殊点时，患者的面部会明显因疼痛或不适而变化，那么这个点就是定位诊断及治疗的特定点。一旦找到特定点后，林老师会以左手示指指尖点定此点做定位，在进行彻底消毒后，右手持半寸28～30号毫针，对准此点垂直刺入头皮下，直达骨膜层。点刺法因为针较短且为直刺，一般不捻转运针，但可以示指垂直轻压针柄，向下轻轻按压数下，以达到运针的目的。

第二步是了解这些特定点的分布规律，以避免瞎子摸象漫无目的地乱找。

林老师说：我在多年的临床中发现，当人体患病时，头皮上压痛敏感点的分布是有一定规律的，而且大多痛点的形成、疼痛程度的变化和消失与疾病的发生、发展和转化有一定的关系。特别有意思的是，有很多患者颅骨上的相应部位也有凹陷，经过一段时间的治疗后，有些凹陷会逐渐隆起，而患者的相应功能也在逐渐恢复。

这一点倒是和我前几年到广东南海妇产儿童医院参加继续教育学习时，刘振寰教授他们多年来的观察是一致的。他们通过大量脑瘫患儿治疗前、后脑部 CT 片的对比发现：很多脑瘫患儿的大脑发育不良或受损，这些大脑区域就会不如正常区域饱满，甚至显示为凹陷，相应区域处的颅骨也会随之凹陷；大多数患儿经过一段时间的干预治疗后，他们各种症状逐渐减轻，而大脑的这些发育不良或受损的区域会逐渐饱满，趋向正常，这时这些区域处的颅骨也会逐渐隆起。

那为什么探压法能找到准确有效的刺激点呢？我问："林老师明明刺激的是颅骨外面的头皮部分，为什么却能反映脑内病变，这中间可是隔着一层颅骨呀！"林老师怔了一下，笑着说："你把我问住了，这实际上涉及头皮针作用机制的问题。以我掌握的现代生理解剖知识，是没法解释的。要揭开这个谜，需要大量的时间、人力和财力才能完成，可惜现在我们没有能力去完成。"林老师希望通过科技的进步和我们这一代的努力能够将头皮针的机制研究逐步完善起来。

我告诉她，这用中医理论也可以解释。中医学认为人体是一个有机的整体，局部的病变可以影响全身，内脏的病变可以从五官、四肢、体表各个方面反映出来。正如《丹溪心法》所说："欲知其内者，当以观乎外；诊于外者，所以知其内。盖有诸内者，必形诸外。"身体内部与外部是有内在联系的，身体某部位生病了，在头皮上肯定会有相应的反应点（其实在耳朵、足底等处亦有），这一点与其他区域的感觉肯定会不同，刺激这个点后通过身体内在的联系与调节，可以对患处起到治疗作用。

为了验证探压法的实际效果。我在临床上第一次运用探压法是治疗一位落枕的青年男性患者，来我这里治疗时已经落枕 2 天了，左侧肩颈肌肉板滞疼痛，头部仅能转动约 15°，动作幅度再大一点儿就疼得龇牙咧嘴。我先针对疼痛取右侧感觉区的上 1/5，针对痉挛取右侧运动区的下 2/5，针后他明显感觉左侧肩颈肌肉整体松下来了，连连说："神了，神了，刚才还不能动呢，现在可以动了！"

活动了片刻后，他发现症状没有完全解决，感觉左侧有一束肌肉痉挛和疼痛。我在患处按压了一下，发现是左侧胸锁乳突肌那里还有条索状压痛。看样子是在穴区取穴还不够精准，毕竟小小的一个感觉区或运动区虽然仅有几个平方厘米，对应的却是全身的关节和肌肉，虽然林老师已经把这些区又划分了几个分区，可以让我们对应进行治疗，但在这小小的分区中取穴相差即使仅 1mm，可能对应在身体的部位上就会相差十几厘米。现在这个患者的疼痛和痉挛具体到胸锁乳突肌，那么在这些穴区里面就要找精确的点了，我可以试试林老师的探压法。

我按林老师的方法，在他右侧感觉区的上 1/5 和右侧运动区的下 2/5 找到了明显的压痛点，点刺下去后，让他活动了一下。他说感觉又松了一点儿，也没那么痛了，可是还是感觉整个肩颈部不舒服，具体在哪里、怎么不舒服又说不出。

我考虑是不是患者落枕时间较长，右侧的肌肉因长时间拉伸也产生疲劳和酸胀，然而这些感觉又被左侧的疼痛和不适所掩盖，所以患者也分不清楚了。根据这样的猜测，我在他左侧感觉区的上 1/5 和运动区的下 2/5 进行探压后，果然都找到了压痛点。进行点刺后，他说不适明显又减轻了。

　　经过这次治疗，我有两点体会：一是探压法可以精确定位。身体上明确的发病部位的治疗，可以用探压点刺点。有明确发病部位的，可以在相应的头皮针区域内找到相应的一个点或几个点做重点针刺，就能达到立竿见影的效果；二是运用探压法，我们在临床治疗时就可以大胆思考，小心求证，不仅能开拓思路，提高疗效，还能充实、完善现有的头皮针诊疗方案。

　　　　　　　　　　　　　　　　　　　　　　　　　　　（王海丽）

笔记十四　重在应用　针灸常见病症

 ### 以"笔"代针治失眠

今天林老师的门诊中来了个病人，由我接诊了一位大约四五十岁的妇女，因为她最近睡觉一直不好，已经连续十几天每晚只能睡两三个小时了。她反复询问针灸有没有效果，扎针是不是特别痛，能不能不扎针……开始的时候，我还耐心地回答她：针灸肯定是有点儿痛的，这个疼痛的感觉会因人而异，但是大多数成年人都是能够承受的，没关系；扎头皮针治疗失眠疗效还是不错的，你可以试试看。可是她唠唠叨叨反复地问这几个问题，我也烦了，可能在回答她时语气不太好，声音也大了一些。这时，在隔壁治疗室内的林老师大概刚治完一个患者，听到我们的声音，便走了过来，她耐心地听完这个患者的问题后，说："你别怕，如果不扎针，我让小王医师给你点穴治疗，不用针，效果也是不错的，你可以试试看。"患者听了很高兴，表示愿意用这种方法治疗。

林老师回过头来告诉我，可在"额五针"区治疗。前面讲过"额五针"是林氏头皮针静区的主要穴区之一，又叫作情感智力区。其定位为：以前发际后 2.5 寸为后边界，以前发际后 1 寸为前边界，两侧止于运动区，相当于大脑皮质额前回在头皮上的投影。林老师每次在这一区域一般刺 5 针，所以她习惯称它"额五针"。这个区域主治情感障碍、智力低下、反应迟钝、记忆力差及抑郁症、失眠症。

她说，你可在这一区域用点穴笔轻轻按住并滑动，如果患者能够耐受，探压的力度可以逐渐增大，直到她觉得不能耐受为止。我按照林老师的要求给患者在头皮上做治疗，刚开始的时候她很紧张，由于我的手法很轻，她觉得可以接受，渐渐放松了；我逐渐加重探压的力度，一开始她觉得有点痛，可没一会儿就适应了。就这样治疗了几分钟，她的额五针区域头皮有点微微发红了，虽然能承受的压力越来越大，但还是到了她能承受的极限，觉得吃不消了，治疗也就停止了。这时，我问她有什么感觉。她说觉得头皮热热的，头胀胀的，有点想睡觉的感觉。过了几天，这个患者专门来找我，说用上次的治法挺管用，要求继续用点穴笔治疗。

本来我觉得这个患者很麻烦，来看针灸科又说怕扎针，这不是强人所难嘛。没想到林老师的点穴笔还能派这个用场，不用针，探压穴区也能治病，这个方法还真是绿色无创呢！随着科技的发达，虽然现在我们了解脑功能的手段丰富多了，有电生理学方法、化学方法、药理学方法、免疫学方法、电子影像学等，但是这些手段或多或少都对人体或对大脑有伤害，而且成本较高，而运用探压法则不然。

后来，我碰到这种怕针的患者，也马上告诉他们，我不用针，用点穴笔，一般这样的患者都不会排斥使用点穴笔的。在探压找到压痛点并用力探压一会儿后，有些比较轻的症状会马上减轻或消失，这时患者就会对医师产生信任感，从而同意用针。其实，根据大多数患者事后的比较，认为用点穴笔探压反而比用针刺更加疼痛。但患者就是感觉用针会让人产生恐惧感，而点穴笔则不会。当然，这是后话。

口 吃 患 者

今天来了一位口吃患者。这是一个十几岁的初中男生，家长介绍病情时说，这孩子小时候不口吃，可是在小学二三年级时经常学班里一个口吃的孩子说话，后来不知怎么就改不掉了。现在是越急、越紧张，就口吃得越厉害；学习成绩中等偏下，性格内向。我跟师也有一段时间了，这种病以前没见林老师治过，我有点好奇林老师会不会收这个患者，治疗的话会取哪些穴。

林老师说，最近她在看一本英文原版书，里面介绍说，神经影像资料显示，正常人说话时，其大脑的两个半球都会兴奋起来，而左半球尤为活跃；而当口吃患者说话时，其大脑有功能异常和大脑组织的异常改变：大脑右侧额颞叶广泛地过度激活，左侧半球则缺乏正常的激活，双侧小脑半球区异常激活。我们根据这些资料，可以在这个孩子的头上的相关区域找寻压痛点，作为取穴的依据。我们在他的情感智力区、双侧听理解区、双侧小脑半球区、双侧运动区及运动前区下2/5等区域进行探压后，发现有明显的压痛，就用1寸30号毫针在上述区域常规进针点平刺；由于他容易紧张，所以林老师还给他加用了焦虑区。留针1小时后，我们再和这个孩子交流时，不知是因为他放松一些了，跟我们熟悉一些了，还是因为治疗的原因，我们和家长明显感觉他的口吃有所减轻。当时我心里有点儿吃不准，林老师治这种病也是在探索中，这样的治疗有效吗？

这个患者第二次再来时，家长很高兴，说孩子这几天口吃真的有所减轻，他会坚持治疗的。后来经过两个疗程治疗，孩子的口吃明显好转，但是由于学业越来越重，就没有再来。

后来又有几个口吃患者前来就诊，我们对其相应穴区也进行了常规探压，发现上述穴区都有明显的压痛，所以这些穴区后来被林老师定为治疗口吃的主穴；在探压中还发现有的患者在双侧感觉区及感觉后区下2/5的中部、语言形成区等区域有压痛，有的则没有，所以上述穴区被列为备用穴。

通过口吃病头皮针诊疗方案的确定，让我一方面了解了林老师在临床上不断充实创新的思路，另一方面也知道了运用探压法可以把现代最新的科研结果为我所用。随着科技进步和医学影像学的发展，世界各国的神经生理学家、心理学家、分子生物学家、生理心理学家们，对人的大脑和神经生理机制进行丰富而又卓有成效的研究。现代脑科学的发展日新月异，我们要与时俱进，随时了解掌握最新的大脑科研动态，在现代脑科学的指导下用头皮针治疗更多的脑源性疾病，让林氏头皮针的理论不断充实，诊疗方案不断完善！

3年脑梗死后遗症患者

今天林老师的门诊上来了个脑梗死后遗症3年的患者袁老伯，他今年72岁。3年前他经常头晕眼花，有一次骑车时跌倒，当时神志清楚，以后住院检查，经查有高血脂，血黏度偏高、继发脑梗死（经CT证实）。现在脑梗死已3年多，右侧肢体偏瘫，能行走，膝关节僵硬，踝关节不能动，右上肢、手浮肿严重，手呈半握拳状，拇指不能伸出，手指能屈不能伸。血压正常。问诊时，袁老伯对答如流，语言清楚，自述右侧上、下肢感觉麻木，上肢手肿严重，呈半握拳状，掌指关节疼痛，手指能屈不能伸，不能做精细活动。经查右侧肢体肌张力偏高。他带来的CT检查示：左侧基底节腔隙性梗死；左顶深部脑隙性梗死。

林老师治疗取穴：神庭、前顶透百会、双感觉区上1/5、左运动区上3/5、左智力情感区3针、小脑蚓区与小脑半球区各1针。

针完后，我趁患者没注意，轻声地问林老师："这个患者脑梗死后遗症已经3年了，能有效吗？一般中风后遗症不是1年后再进行针灸治疗，效果就不理想了吗？"林老师笑着说："我治疗的话，有3年病史的也会有效，只不过效果肯定没有6个月内治疗那么好。"

"那脑梗死患者什么时候开始针灸治疗最好呢？"我又继续问道。

"当然是一出院就来治疗效果好啦，这时候神经的损伤有些是可逆的，治疗的时候是修复这些受损的神经元，相对简单一些，也容易一些；可是这神经损伤时间长了，就变成不可逆的，那就先要在坏死神经旁边的神经元之间建立起类似血管的侧支循环一样的新通路，再要通过学习来开通这些通路里神经信号的传导，这可不就麻烦了嘛。"林老师答道，"这就是要早治疗的原因。"

"对了，要记住：在治疗腔隙性梗死时，小脑蚓区是必选穴区，因为通过刺激小脑蚓上的三对小脑脚，可直接或间接地将信息传到基底节、大脑皮质和脑干，促进小脑与大脑皮质之间的信息传递，刺激受损部位的大脑皮质，使之进行自我修复，从而达到治疗目的。"林老师补充道。

"知道了，林老师。"我一边应答，一边暗暗记住，没想到这小脑蚓区在治疗脑梗死中这么重要。

袁老伯1小时后拔针，当即感觉右侧肢体放松，稍有力。第2次来时自述，针后第1天仍觉右侧肢体放松，但第2天有些恢复原样，不过下肢仍较前有好转。这次林老师仍按前法治疗，在其左运动区中2/5上探压，取压痛点点刺，针后右手能屈伸，拇指渐能伸出，膝关节稍能弯曲，脚跟已着地。他针后信心大增，表示一定听林老师的话，坚持治疗。

针治 8 次后，袁老伯右手肿胀已经完全消退，右腿稍有力，脚能放平，右手活动明显好转，肌力增强，手指能伸直，特别是拇指已能伸出。针治 15 次后，他的患侧手指能伸直，浮肿消退，手渐能用力，会抓痒。另外，有一个意外的发现：袁老伯的头发由原来的花白，变成大面积黑色。

针治 20 次后，袁老伯右手拇指上翘功能恢复正常，手渐有力，能用右手吃饭，用抹布打扫卫生，能绞毛巾自己洗脸，用右手揉腹，右腿走路也变利索了，笑口常开，对生活充满了希望。

看着老人逐渐康复，我们医生也特别开心！这让我对林氏头皮针治疗 6 个月以上的中风后遗症也充满了信心！

后来我们和林老师一起总结了一个脑梗死后遗症的头皮针治疗方案。

腔隙性脑梗死是脑梗死的一种特殊类型，是在高血压、动脉硬化的基础上，脑深部的微小动脉发生闭塞，引起脑组织缺血性软化病变。其病变范围一般为 0.5～20mm，其中以 2～4mm 者最为多见，病变数目呈多个，甚至多达数十个。常见于 50 岁以上老年人，其中以 60—70 岁的老年人最多，男性多于女性。高血压患者腔隙脑梗死的危险性增加 8 倍，吸烟者增加 5.6 倍，糖尿病患者增加 1.3 倍。部分患者有高血压或短暂性脑缺血发作病史。大多数腔隙性脑梗死患者预后良好，如能在起病早期得到诊断并给予适当的治疗，多数在短期内可完全恢复。而多发性的腔隙性脑梗死，可影响脑功能，导致智力进行性衰退，最后导致脑血管性痴呆。

头皮针取穴如下。

（1）纯感觉型：主穴为对侧感觉区和感觉后区的相应区域、小脑蚓区。

（2）纯运动型软偏瘫及其变异型：主穴为对侧运动区的相应区域及小脑蚓区、同侧小脑半球区。

（3）共济失调性轻偏瘫：主穴为小脑蚓区和同侧小脑半球区，伴感觉障碍可加对侧感觉区和感觉后区的相应区域。

（4）构音不全–手笨拙综合征：主穴为小脑蚓区、同侧小脑半球区，中枢性面无力、构音障碍及轻度吞咽困难加对侧运动区下 2/5、神庭穴，手无力及书写笨拙可加对侧运动区和运动前区的中 2/5。

（5）感觉运动性卒中：主穴为对侧感觉区和感觉后区的相应区域、对侧运动区的相应区域、小脑蚓区。

另外，若要改善整个脑血管的供血供氧能力，常加双胸腔区。

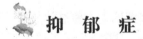

抑 郁 症

林老师今天门诊来了一位 60 岁左右的妇女唐大妈，她睁眼困难已十多年，自觉两眼眶发酸，总想闭着双眼，夜不能入睡，有神经衰弱史 20 余年，也不知是什么原因引起的。到华山医院神经科也检查过了，双眼无器质性病变。我看她精神疲倦，愁眉不展，两眼频繁眨眼，且上眼睑下垂，不能主动睁眼视物，对周围一切事物不感兴趣。我想，这倒是挺奇怪的，没有器质性病变，那就是心因性的病变。如果是癔症应该是一过性的，可她这个病已经十多年了，不像是癔病。这心病还能严重到睁不开眼吗？

通过仔细询问，得知原来唐大妈家居农村，由于未生男孩，受婆婆歧视，经常受冷言冷语刺激。得知了这些情况后，林老师先是以一位老大姐的身份，对她进行安慰和开导；然后进行针灸治疗。取穴：神庭、前顶透百会，双视区、视联络区，双感觉区上 1/5，情感智力区，双运动区下 2/5，忧虑区。

林老师在针刺忧虑区时，跟我说："你知道吗，关于我发现这个忧虑区还是有故事的呢！"我一听，不由地来劲了，马上就说："林老师，那您快给我讲讲！"

林老师走到椅子旁坐下来，回忆道："这是在大脑神经科学研究领域的一个经典案例。1848 年 9 月 13 日，一个名叫盖吉（Phineas Gage）的铁路工人，在美国弗蒙特州施工时，不幸在一次爆炸事故中被一根铁棍击穿头颅。幸运的是，他活了下来。但是原先那个严谨、谦虚和勤奋的他消失了，取而代之的是一个毫无恒心、胡言乱语、攻击性很强的酒鬼。盖吉的事故发生 13 年后，法国神经学家布罗卡（Paul Broca）发现大脑左颞叶损伤可以导致语言障碍。现在我们知道额叶与推理、计划、某些语言与运动、情绪，以及问题解决有关，如果这里受损，对一个人的性格和语言能力具有很大的破坏。当时，我听到这个故事后，马上就想到：如果这个区域和人的性格和情绪有关的话，那么针刺这个区域应该对人的性格和情绪有一定的纠偏作用。于是，我在那些治疗后还有焦虑或抑郁症状的患者头上加了这个穴区，结果对他们情绪症状的改善作用很明显。所以，忧虑区就产生了。"

这时唐大妈在那边开心地说她的上眼皮能抬起来了，可是两只眼睛开始流眼泪了，问要不要紧。林老师上前检查了一下她的眼睛，说应该没事儿，让她接着治疗，如果有不舒服可以随时叫我们。

唐大妈第 2 次来时，告诉我们，上次针后她全身舒适，不服安眠药就能马上入睡。针治 5 次后，她精神好，睡眠好，眼睑上抬正常，精神愉快，所有药物皆停服。针治 10 次后，已完全恢复正常，对生活已有信心。

看来这心病除了用心药医外，还要加上忧虑区！另外，林老师勤于思考、善于转换思路，大胆推测、小心求证的精神，也非常值得我学习！

林老师告诉我们她治疗抑郁症的以下经验。

1. 早发现、早治疗　抑郁症的演变通常是由轻度演变为重度，如果在轻度忧郁的时候，及早发现与及早治疗，预后通常会比较好，且治疗时间可缩短。在治疗的同时，让患者休个假，享受自己的嗜好，从事剧烈运动或宗教活动，通常可以辅助治疗。另外，对于轻度忧郁的患者，治疗时可以采取适当的心理暗示（如患者只是阶段性情绪低落，而非抑郁症，头皮针治疗对某些症状的疗效较好等），并有针对性地对患者较轻的、易治的症状先治疗，让患者对医师的治疗产生信心。

2. 家庭氛围很重要 我们要重视抑郁症的不利影响。它不仅发生在患者身上，也会波及患者的家属和朋友。为了让患者早日康复，也为了最大限度地减少对患者家属和朋友的影响，大家要一起营造一个和谐的氛围。

规律与安定的生活是抑郁症患者最需要的，早睡早起，保持身心愉快，不要陷入自设想像的心理旋涡中；多与患者一起活动活动身体，出出汗，可使心情得到意想不到的放松作用；有机会多晒晒太阳，阳光中的紫外线可或多或少改善一个人的心情；在饮食方面，适量补充维生素和矿物质，多吃富含糖类、蛋白质、必需脂肪酸的食物，避免进食富含饱和脂肪的食物、猪肉或油炸食物。

对患者要多了解、包容、关爱，鼓励他倾诉心事，和他说话时仔细聆听，分担他的忧虑；多规劝患者，不要定下难以达成的目标或承担太多责任，避免他自我要求太高，而应该把巨大的任务区分成几个小项目，分优先顺序，尽力而为；患病期间不要下重大的决定，如转行、转业或离婚等，而应等到症状改善后再做决定；绝对不要忽略有关患者自杀的意念或低估自杀的可能性。

另外，对于产后抑郁症患者，还应注意调整饮食，多做一些患者平时喜欢吃的食物，保证患者有一个安静、舒适的休息环境，鼓励她多与其他产后妇女接触沟通，以使其行为步入正轨。必要时可督促其暂时卸下照顾婴儿的重责大任。

3. 医患配合要密切 医师和家属要密切观察病情变化，掌握病情好转指征：一般抑郁症好转大致经过三个过程：首先是睡眠、饮食好，思维改善；其次是动作逐渐增多；最后是情绪改善。若饮食、睡眠差，体重不增，说明病情尚未改善，这时出现的动作增多或情绪好，则可能是假象。

4. 重要提示 医师应增强自我保护意识，详细记录患者的病情变化，观察其陪同的家庭成员情况，对重度抑郁症患者或某些没有把握治愈的、有偏执倾向的患者，应及时转诊，以免耽误其病情，引起不必要的麻烦。

我们和林老师一起总结抑郁症的头皮针治疗方案。

抑郁症，是以显著而持久的心境低落状态为特征的神经性障碍，常伴有焦虑、躯体不适和睡眠障碍。其不仅影响正常的生活，也会影响人与人之间的感情和对事情的看法。抑郁症不同于暂时性的心情沮丧，是真正的疾病，并不是个性软弱，也不会自己消失。如没有有效治疗，症状会持续数周、数月，乃至数年之久。近年来，在高压力社会中，抑郁症几乎已成为最流行的精神文明病。世界卫生组织等的研究表明，平均每100人中就有三人患有抑郁症，其中因为抑郁症所带来的身体疾病，甚至自我毁灭的例子更是比比皆是。他们认为，如果按照目前的趋势发展下去，到2020年，抑郁症将成为仅次于心脏病的人类第二大杀手。抑郁症是较难诊断出的疾病。患有抑郁症的人很少因忧郁而求助于医师，因为人们普遍认为抑郁症是一种个人性格缺点，不是病；而患者也认为随时间流逝，抑郁症的症状便会消失。许多时候，患者并不会因为抑郁症向医师求助，而是在就诊时屡次提到其他一些症状，比如精神不振，食欲、体重和睡眠方面的变化等。在多次诊治之后，医师可能会意识到这是抑郁症的表现和症状。因此，只有少数抑郁症患者能得到适当的治疗。

头皮针选穴如下。

抑郁症病位主要在大脑额叶，尤其是左额上回、额中回与忧郁的关系极大，故主穴取情感智力区、忧虑区、双侧感觉区上 1/5。

如有胸闷、心慌、心悸，加双侧胸腔区，并在左侧胸腔区找到压痛点以 1 寸毫针点刺。

若感到腹胀痛、便秘、腹泻等消化道症状，则加腹腔区、双侧感觉区上 1/5、双侧运动区上 1/5。

对于妇女更年期及产后出现的抑郁症，加双生殖区、双足运感区。

老年痴呆症

今天是阴雨天，天空中下着毛毛细雨，患者没往常那么多。诊室外，在家属的搀扶下，走进来一位 80 多岁的老人。这位老人姓张，今年 87 岁，身体一向不错，可是近一年来反应逐渐迟钝，智力减退，健忘，原来还可以打打太极拳，现已经无法操练了。CT 示：脑萎缩，诊断为老年痴呆症。

"我们认为老年痴呆有特征性神经病理和神经化学改变，患者脑部的额叶、颞叶和顶叶有明显受损害的特征，表现为失语、失用等，锥体系症状也较多。这个病的病程较长，如果能在早期和中期及时进行头皮针治疗，可以延缓和治疗大脑退行性变。"林老师说，"这个患者由于出现了运动障碍，初步判断目前处于发病的中期。我们可以给他进行头皮针治疗，观察一下疗效。"林老师说。

林老师头皮针取穴：神庭、前顶透百会、双感觉区上 1/5、双运动区上 1/5、情感智力区、双足运感区。

这时，林老师又问了患者家属几个问题，回过头来跟我们说："老年痴呆起病比较缓，有时难以确定病期，等痴呆症状明显而去就诊的时候，常常是已在发病后一至两年半以上，这是一种以智能障碍为主的慢性进行性疾病。家属往往讲不出何时起病，患者刚开始出现的近记忆障碍也会被认为是健康老年人常有的健忘而被疏忽，尤其近记忆障碍已明显时，远记忆相对保留，以致家属常认为患者记忆并不差，甚至很好，理由是十多年甚至几十年前的事都记得清清楚楚，尽管不否认当前的事回头就忘，一直到痴呆症状较明显时才到医院检查确诊，从而耽误了治疗。"说完，她又去关照家属在照顾痴呆老人时的注意事项。

张老伯治疗了 2 次后，效果不太明显。第 3 次后，开始见效了，他神志渐清晰，反应也较前灵敏，步态比较稳，逐渐恢复全套太极拳操练。在治疗了 10 次后，自觉明显好转，就没有再来了。林老师说，这个患者刚刚出现运动障碍就来针灸，再加上头皮针对智力减退、反应迟钝、健忘等症状的改善比较明显，所以总体疗效还是不错的，如果再晚几个月疗效可能就没那么好了。

林老师告诉我们她的经验如下。

1. 强调本病必须从中青年开始预防　预防的关键是保护大脑血管，积极防治心身疾病；坚持锻炼身体；培养乐观开朗的性格，保持兴趣广泛、善于社交等良好的心理特征；生活规律、睡眠充足；注意营养，多摄入蛋白质及含维生素 A、维生素 B、维生素 C、维生素 E 的食物（如牛奶、豆制品、新鲜蔬菜、水果、瘦肉、鱼、蛋、粗纤维食品等）；多看书，勤用脑；不沾烟酒；不用铝制品餐具；少加味精；经常保持心情舒畅，家庭和睦，夫妻恩爱；适当补充钙质等。

2. 早发现，早治疗　虽然早发现，早治疗，是治疗老年痴呆的关键，可是由于该病的早期症状不典型，诊断较难，即使痴呆的病理改变和某些症状往往三四十岁就已存在，但此时患者由于年轻力壮，本人缺乏足够的重视，家属也容易忽视，从而错过了治疗在发病之初的最好机会。所以在临床上，若碰到四五十岁的患者（非老年痴呆），若提及有健忘（特别是近期记忆下降）、注意力不集中、写字能力和计算能力下降、反应迟钝、表情淡漠、说话欠流利、找词困难、易迷路等两个或两个以上老年痴呆早期的常见症状，医者要加强问诊，注意鉴别诊断，并嘱其家属在家中加强观察，即使不能马上确诊，也需在治疗中加入相应的穴位，以防患于未然。

3. 医者在治疗的同时应加强宣传教育　要对家庭照顾者多加教育和辅导，因为患者从患病到最后植物状态要经历几年、几十年，家人要学会与痴呆老人一起生活。为患者准备的衣服要宽松柔软，简单易穿；餐具不要用易破损的塑料制品；食物最好切成一口能吃下去的大小；居室要设施简单，光线充足，避免室内障碍，地面要防滑；刀剪、药品、杀虫剂等要收藏好；煤气、电源等开关要有安全装置；生活环境最好要固定，不要频繁更换；外出要有人陪护，防止走失和交通意外。

我们一起拟定了老年痴呆症的头皮针治疗方案。

老年痴呆症是一种以进行性认识障碍和认知能力损害为主的中枢神经系统退行性疾病。其有三种类型：阿尔茨海默病（原发退行性痴呆 AD），占痴呆的 50%；血管性痴呆（多发梗死性痴呆 VD），占痴呆的 20%；其他病变（如帕金森病、正常压力性脑积水、颅内占位性病变、药物中毒、代谢障碍及维生素 B_{12} 缺乏等）引起的痴呆，占痴呆的 30%。患者因大脑皮质萎缩而出现的一系列性格、情感、智能和行为的异常，最常见的是记忆力和计算力的障碍。随着病情的发展，有的不知饥饱，有的大小便失禁，有的甚至完全丧失工作与生活能力。本病多发生在 65 岁以上的老年人中，女性患者多于男性（$1.5:1\sim2:1$）。

随着我国人口老龄化的日益严重，老年痴呆症越来越成为一个严重的社会问题。据统计，目前我国已有 1.29 亿人口超过 60 岁，老年人占总人口的比例已达到 10.15%，从而使我国提前成为老年型人口的国家。值得注意的是，老年痴呆症患病率约占 60 岁人口的 10%，其中阿茨海默病在我国估计已有约 645 万患者。而且随年龄每增加 5 岁，阿茨海默病的患病率将增加两倍，在 80—85 岁的患者中有 20%的老年人患有老年痴呆症。该病是继心脏病、肿瘤和脑卒中之后的第四位死因，给患者家庭、社会造成了很大的负担及压力。据估计，到 2025 年，世界范围内阿茨海默病的患病人口约为 2200 万。

头皮针取穴如下。

该病的病变部位早期主要在额叶与左侧颞叶，故主穴取情感智力区、左侧的运动区及运动前区下 2/5 中部、感觉区及感觉后区下 2/5 中部、听理解区、语言形成区、小脑蚓区头部。

若出现书写困难则加对侧运动区及运动前区中 2/5 中下部。

若有视觉空间定向力差，则加双侧感觉后区下 2/5、右侧听理解区。

该病中晚期病变部位在左侧额上回、额中回、中央前回和小脑半球，取穴在早期的基础上须加忧虑区、对侧运动区、患侧小脑半球区。

在治疗该病前，可先让患者做脑部的 CT 或 MRI 检查，明确患者脑部的具体受损部位，以便下针时针对性更强。

 ## 面神经麻痹

今天，林老师的门诊来了一个 4 岁面瘫的小女孩，这么小的面瘫患者我还是第一次见到。小女孩右侧面瘫已经有 1 个多月了，经过多家医院治疗均无效。由于医院检查结果示患儿面神经损伤已达 90%，需手术治疗，家长十分恐惧，不能接受，所以慕名而来，愿意用头皮针试治。检查下来，小女孩笑时嘴角歪向左侧，右侧抬头纹消失，右眼不能完全闭合，不能吹口哨。诊断为右侧周围性面神经麻痹。

林老师看患儿家长十分恐惧，就先用刮痧和足底按摩治疗，使患儿及家长放松。随后，头皮针取穴：神庭、前顶透百会、双侧运动区和感觉区下 2/5，用交叉刺法，留针 1 小时。

治疗结束后，林老师叮嘱家长每天 3 次，用双手为患儿做按摩复健，即用手将患侧由唇向额部按摩，而另一手由额部向下按摩至口唇，每次 300 下。

第 2 次来时，家长说针后即有好转，表示愿意继续治疗。经过 9 次治疗后，面瘫基本痊愈。经随访，疗效巩固。

事后，林老师说，一般情况下面神经损伤 90% 的话，治疗效果不会太好。这个小女孩因为只有 4 岁，还处于大脑发育的高峰期，再加上发病时间又不长，所以疗效会比较好。

林老师告诉了我们她治疗面瘫的经验。

1. 头皮针治疗面瘫，首先应找出病因并及时进行处理，在排除肿瘤、控制中耳炎等原发病灶、确认面神经未断后方可进行，这样才不会耽误患者病情。

2. 在发病急性期，不要在患侧面部进行针刺治疗，以免加重病情；但可以适当配合耳穴疗法和远端经穴进行治疗，多管齐下，可使患者病程缩短。

3. 林氏头皮针治疗面瘫的优势在于用点穴笔探压可找到病变的精确部位，故即使是发病时间较长的面瘫（面神经未断离），都能见效。临床上，林老师曾治疗一例面瘫5年的患者，还有较好的疗效。

4. 由于大多患者不能闭眼，应嘱其注意保护眼睛，入睡后以眼罩掩盖患侧眼睛，不宜吹风或持续用眼，减少户外活动，以防引起暴露性结膜炎。

5. 面瘫如果反复发作的话，要嘱患者检查一下自己的生活和工作习惯，改正陋习，预防面瘫发作是切实可行的。一方面应防止面部受风寒，注意夏季夜晚不要在窗口、屋顶睡觉，乘车时不使头部长时间地受冷风吹袭，秋冬季注意头部保暖等；另一方面要加强体质锻炼，不要过于疲劳；注意营养调理，尤其是维生素类食物必不可缺；服用中药调理体质，让"正气存内，邪不可干"。一旦发病，除早期治疗外，还应注意保暖，多休息，可促进神经功能恢复和减轻症状。

我们一起总结了面神经麻痹的头皮针治疗方案，具体如下。

面神经麻痹是以颜面肌群运动功能障碍为主要特征的一种常见病，又称面瘫，是因各种原因导致的面神经受损而引起的病症。其分中枢性和周围性两种，其中周围性面瘫发病率很高。它是一种常见病、多发病，不受年龄限制，男女均可受累，男性略多于女性，多与劳累有关，春秋换季时发病较多。本病多急性发作，半数以上24小时内造成面神经严重麻痹。患者面部往往连最基本的抬眉、闭眼、鼓嘴等动作都无法完成。该病严重影响患者的容貌，造成其心理压力和社交障碍。一般来说：轻者及时治疗，预后较好；重者持续时间越长，预后越差。

由于一侧面神经含有两侧大脑发出的神经纤维，所以一侧大脑中枢的疾病不像周围性病变那样会使一侧面部表情肌全部瘫痪，而是还有一部分表情肌能运动。如中枢性面瘫者前额皱纹不消失，还能抬额纹和皱眉毛，这些都有利于诊断时鉴别发病的部位。另外，面神经行进路段中还发出一些分支支配镫骨肌、泪腺的分泌及舌头的味觉，所以这些也有利于面神经损伤部位的鉴别诊断。

头皮针选穴如下。

中枢性面瘫病位在中央前回下1/3，主穴取对侧运动区和运动前区下2/5上中部、小脑蚓区的头部。如伴肢体偏瘫，可加同侧运动区及运动后区相应部位。

周围性面瘫，主穴可取同侧运动区和运动前区下2/5上中部、小脑蚓区的头部。如伴肢体偏瘫，可加对侧运动区及运动后区相应部位；如有涎液分泌障碍，可加同侧运动区下2/5中下部；若发现味觉减退，可加同侧感觉区下2/5中下部。

以上各穴区，如用点穴笔探压找到压痛点后，以1寸毫针点刺，可事半功倍，疗效更佳。

若面神经损伤范围较大或单侧取穴治疗效果欠佳，则须取双侧运动区和运动前区下2/5、双侧感觉区和感觉后区下2/5。

若患者首次发病，多属邪实证，可用泻法强刺激；若反复发病，则为正虚较甚，应以弱刺激的补法为主。

若患者已过发病的急性期，或头皮针治疗进入瓶颈期，可适当配合体针。根据症状、部位在患侧或双侧阳白、四白、鱼腰、太阳、丝竹空、地仓、水沟、颊车、翳风、颧髎等穴中，选择2～3个穴位，另外还可加健侧合谷、外关穴。

小脑性共济失调

2002 年 7 月的一天，天气逐渐开始热了起来，有点儿夏天的样子了。林老师门诊快结束时接诊了一个 11 岁的小脑共济失调患儿小陈妹妹。其主要症状是平衡能力较差，易跌倒 8 年余。她妈妈生她时早产了 20 天，当时羊水色差，但没有窒息症状。患儿前囟 9 个月闭合。平素平衡较差，易跌倒，不能正常上体育课；偶大小便不能自控；智力发育较差，学习成绩较差。未初潮。说话口齿尚清，无复视。患儿曾接受针灸治疗，注射脑活素，效果较好，但因家长工作调动未能坚持。

林老师让小陈妹妹做点鼻试验，她左右手示指轮流点鼻欠准；下蹲不稳，写字越写越小。诊断为小脑共济失调。治疗时选穴：神庭、前顶透百会，双感觉区上 1/5，双足运感区，左侧情感智力区，双运动区上 1/5 及下 2/5，左侧听理解区、小脑蚓区 3 针及双侧半球区各 2 针、双视区。

林老师说："人体的姿势保持与随意运动完成，与大脑、基底节、小脑、前庭系统、深感觉区等有密切的关系。这些系统的损害都会导致运动的协调不良、平衡障碍等，这些症状体征称为共济失调。小脑之所以能调节肢体运动的稳定性，主要是由于小脑具有对大脑运动皮质和脑干结构所必需的易化和抑制关系，所以它会以合适的方式来协助这两个系统开始和停止运动，以控制相应部位骨骼肌紧张程度，达到有效地、完善地控制运动所需的状态。这个小姑娘平衡能力差，点鼻不准都是由于小脑发育不好造成的；至于学习成绩差，偶尔大小便不能自控，可能是大脑相应部位也没发育好。可以让她妈妈马上带她去拍个 MRI 来看一下。"

由于对小脑共济失调这个病我不太了解，于是就请林老师稍做讲解。

林老师说："小脑这个器官，以前我们对它了解得不多，只知道它有维持人体运动平衡的作用。其实随着人类对脑部的进一步研究发现，小脑除了接受本体感觉冲动外，还接受外部感觉、听觉、视觉、内脏感觉的冲动，所以小脑不仅只对运动，而且对感觉、间脑功能都有影响，因此小脑病变最主要的表现为共济失调。小脑性共济失调患者动作不受睁眼、闭目或照明度影响，不伴感觉障碍，有眼球震颤，常伴有复视；有构音障碍，主要是由于构成发音器官肌肉的共济失调，有说话时发音生硬、爆发音、声调高低不一、音节含糊不清、音节停顿不当或停顿延长，呈吟诗状或断续性言语等发音问题，还有吞咽困难、书写障碍等症状；最主要的症状是特殊小脑步态，站立时身体前倾或左右摇晃，坐位时躯干也同样摇摆不稳，行走时不能走直线，忽左忽右，步态蹒跚，易摔倒等，常常是患者早期的主诉。肌张力的改变随病变可由降低而转变为增高，共济失调步态也可随之转变为痉挛性共济失调步态。随病情的发展，患者可表现起坐不稳或不能，直至卧床。指鼻试验、快速轮替试验、反跳试验、跟膝胫试验、意向性震颤、眼球震颤可有阳性发现。"

门外传来驾驶员的敲门声，他是来接林老师下班的。"小沈来接我了，今天门诊就到这里，小王，你等会儿给那个小朋友拔针。"林老师一面说，一面脱下了白大褂，"你要是还有什么不清楚，可以去查一下相关资料，进一步了解小脑的功能及小脑共济失调这个病，下次我来门诊，你也可以再问我。"

"好的，谢谢林老师！"我高兴地应道。

第2次治疗时，根据林老师要求，患儿带来了刚拍好的上海市儿童医学中心磁共振报告：各序列扫描示胼胝体丘部偏小，两侧侧脑室后角扩大，呈花边样，周围脑白质尚正常，双侧脑室颞角增大，中线居中，脑池、脑沟正常，双侧枕叶发育差。头围为50cm（7岁时正常值50.82cm±1.28cm）。诊断：①枕叶发育差；②小脑畸形；③胼胝体丘部缺如可能。证明林老师判断正确。

第6次治疗时，已不尿床，能自己起床小便。

第10次治疗时，精神好转，反应稍快，走路仍欠稳，下蹲稍深。治疗同前。

第20次治疗时，说话反应快，语速加快，能主动做功课，走路明显好转。

第50次治疗时，现上体育课时能参加赛跑，学习成绩有进步。

附陈小妹妹停止治疗后，随访得到的考试成绩单：

2003年6月30日毕业考成绩：语文60.5，数学78，英语83。

2003年9月15日考试成绩：英语（口试）95，数学72。

2004年1月25日期中考成绩：语文70，数学66，英语84。

小脑性共济失调目前尚无特效疗法，除一般支持疗法外，可用肢体功能康复锻炼、超声波疗法等。通过这个病例可以看到：经过近一年的头皮针治疗后，患儿大小便可以自控，智力发育趋向正常（并且在停止治疗后也没有反复），运动障碍得到改善并且趋向正常。说明头皮针疗法对小脑共济失调有一定疗效。

我们记下了林老师的治疗经验。

第一，本病的预防主要在于遗传咨询，但因这类疾病有多种遗传方式，故遗传咨询目前仍有困难，因此预防主要是避免近亲结婚；对于有家族史的成员，从儿童起就定期去医院检查，及早发现，及早治疗，可能使疾病进展得以延缓，或使静止稳定的时期得以延长。

第二，小脑性共济失调应检查脑CT或磁共振，以排除不适宜头皮针治疗的小脑肿瘤、转移瘤、结核瘤或脓肿及血管病等。临床若碰到起病较急，并且迅速恶化，或近期有外伤史、不恰当姿势或用力者，可能是脑血管病、脑外伤或小脑出血，有时可能危及生命，应劝其及时去大医院就诊，以免耽误病情。

第三，在治疗的同时，我们特别强调患者要长期进行带针锻炼或爬行。因为带针进行锻炼可以加强患部脑血流供应，从而增加脑细胞的血氧供应，加速脑细胞的修复；而爬行（不论带针与否）若能长期坚持，每天上午、下午各半小时，可以刺激不协调的运动神经，使其功能得到一定的恢复。

我们一起总结了小脑性共济失调的头皮针治疗方案。

小脑性共济失调是所有的共济失调中发病最多的一种。根据病变部位不同，共济失调可分为深感觉障碍性共济失调、小脑性共济失调、前庭迷路性共济失调和大脑型共济失调。而临床上一般称呼的"共济失调",多特指小脑性共济失调。本病大多属于遗传性共济失调疾病,遗传方式为常染色体显性遗传,男女发病率无明显差异。小脑性共济失调发展缓慢,如无严重的心肺并发症,多数不影响寿命。少数患者卧床不起而残疾。

根据患者的临床表现及体格检查,可判断小脑损害部位。

1. **小脑蚓部损害** 表现为走路、站立、坐位的平衡障碍,以躯干及两下肢的小脑共济失调明显,两上肢不明显,可有肌张力下降,眩晕和起立不能,常无眼震和言语障碍。

2. **小脑半球损害** 表现为患者的头及身体可偏向病灶侧,病侧肩低,行走时步态不稳,易向病侧倾倒,同侧肢体的各种共济检查,如指鼻试验、跟膝胫试验不准确,有意向性震颤,眼球向病灶侧注视时有眼震。一般上肢共济失调明显,精细动作难以完成。若四肢出现共济失调,提示小脑两半球均有病变。

3. **全小脑共济失调** 既有蚓部损害也有半球损害的症状。慢性起病者主要以躯干和言语的共济失调明显,四肢障碍不明显,而急性起病者缺乏这种代偿作用。

头皮针选穴如下。

若小脑蚓部损害可在小脑蚓区以 1 寸毫针扎 3～7 针;若小脑半球部损害可在患侧小脑半球区以 1 寸毫针扎 2～4 针。

若患者伴有上肢共济失调,书写障碍,精细动作较差,则加对侧运动区及运动前区中 2/5;伴感觉障碍者加感觉区及感觉后区中 2/5。若患者伴有下肢共济失调,加对侧运动区及运动前区上 1/5;伴感觉障碍者加感觉区及感觉后区上 1/5。

若患者吞咽困难,说话时发音生硬、爆发音、声调高低不一、音节含糊不清、音节停顿不当或停顿延长,则加神庭、左侧运动前区下 2/5、感觉后区下 2/5。

若偶有大小便不能控制现象,加双侧腹腔区、双足运感区;眠差加智力情感区;复视加视区及对侧运动区和运动前区下 2/5 上部。

 # 19 年前的神经性耳聋

今天林老师出门诊时拿了一本有些微微泛黄的老病历出来,说是让我与这个孩子的家人试着联系一下,看看预后如何。说完后,她就开始忙了。

我拿了病历,安静地坐在诊室的一角,打开仔细地看了起来。

"黄某,男,年龄:80 天。初诊:1985 年 11 月 16 日。1985 年 8 月 31 日生。"我看到这里,吃了一惊,今天是 2004 年 2 月 19 日,哇,这个孩子今年已经 19 岁了,他是什么病啊,80 天的时候就去扎头皮针,多痛呀!我不由向后翻去。

"患儿在 10 月 11 日用庆大霉素静脉滴注后发现听力下降,曾于 11 月 11 日在五官专科医院进行脑干电位测定:右耳 V 波未显,左耳 V 波延长、波幅小,两耳听阈增高。鼓膜(－),诊断:中毒性神经性耳聋。头皮针取穴:双颞各 2 针,双声记忆区。"原来是药物导致的耳聋,怎么,这也能治疗吗?

我有点兴奋地向下看去，依次数了下去，第 5 次治疗："1985 年 11 月 25 日，睡着后，听到摇铃声即醒。同前法治。"第 30 次治疗："1986 年 3 月 17 日，脑干电位测定：声强 96dB，两耳 V 波未显，两耳听阈增高。续治。"

我越看越兴奋，第 97 次治疗："1986 年 10 月 9 日，已开始学说话，会说爸爸、鞋子。"第 106 次治疗："1986 年 11 月 3 日，会说的单词增加，如奶奶、阿婆、妈妈等。脑干诱发电位报示：BAEP 各波形均能显示，听阈 35dBHL。右耳 6.71ms，左耳 6.55ms。"第 118 次治疗："1986 年 12 月 23 日，单词量增加，如阿姨、鱼等，开始骂人。"共治疗 14 个月（126 次）后，患儿听力已基本正常。

病历后面附了一个电话号码，林老师说的是让我用这个电话号码联系患者家属吗？这都近 20 年过去了，他们家这个电话号码还存在吗？还能联系到他家吗？我表示怀疑。跟林老师确认了一下，林老师说是这个电话号码，不过她也不知道能不能联系到这个患者。我只好拿起电话拨号，试试看吧。

"嘟……嘟……"电话打通了，响了两声后，是一位老伯伯接的电话，我问是黄某家里吗，他说是的。没想到还真的联系上了，我连忙自我介绍是林老师的学生，想问一下黄某现在的听力如何。老伯一听林老师的大名，非常激动，连连说，非常感谢林老师，他孙子黄某现在听力完全正常了，让我代问林老师好，也要我好好向林老师学习，把这门功夫传承下来，造福更多的患者。

挂了电话后，我激动地向林老师汇报，这个孩子的听力都正常了。林老师听后也很高兴，微微一笑说："我在 20 世纪 80 年代初看了 60 多个神经性耳聋的病例，后来进行过一次随访，当时疗效都很好。我写了一篇总结文章，在 1986 年的《中国针灸》上发表。你有兴趣的话，可以去看看。为了看这个神经性耳聋，我还专门花了一些时间去学习怎么样看听力测试报告。现在，通过你这次随访，让我知道头皮针治疗神经性耳聋的远期疗效也是很好的，没有反复，我也很高兴！"我听后暗暗算了一下，林老师 1921 年出生，80 年代都 60 多岁了，她还花时间去学习看听力测试报告，她这种好学的精神和学习的劲头，让我觉得非常惭愧。林老师，我要好好向您学习！

几个月后，一位当年的小患者费某在妈妈的陪同下，通过多方打听找到林老师的门诊。她激动地告诉我们，他们是专程来感谢林老师的。当年要不是林老师治好了她女儿的药毒性耳聋，现在她女儿也不会考上同济大学桥梁专业，所以她们无论如何也要找到林老师，当面告诉林老师当年的小女孩听力完全正常了，而且学习成绩很好，这是林老师的功劳，她们一家人会永远记在心里，心怀感激！当时我在旁边听了也很激动，当医师就应该像林老师这样，我为林老师骄傲。我也为能成为林老师的学生而感到幸运。

林老师告诉我们她的经验，具体如下。

1. 神经性耳聋通过头皮针治疗可以提高听力　目前，专家们仍认为神经性耳聋在医学上是不治之症，命运注定不幸的患者将要在无声的世界中度过一生。根据中医学中经络学说的原理、神经生理学原理、脑功能与血液关系等理论，我们试探性地应用脑功能定位区配上听理解区、语言形成区等，针刺治疗 63 例病史完整的神经性耳聋患者，取得一定的疗效。1998 年以后发现小脑新区的重大作用后，探索性地对耳聋患者加刺小脑蚓区，结果发现能使听力提高更快。

2. 要坚持长期治疗 我们认为神经性耳聋是听觉神经或大脑听觉中枢受损引起的，由于头皮针的刺激可以改善脑部神经的供血供氧，使受损的神经得以修复、再生，故而可以逐步提高受损的听力。但是因为神经元的修复再生是缓慢的，所以在临床上坚持治疗是相当重要的。

3. 本病的治疗应该是越早越好 特别是幼儿的治疗更应抓紧时间，坚持治疗，否则就会因错过婴儿学话期而影响语言功能；在耳部器官的发育完成期前（女孩子 19 岁和男孩子 22 岁之前）及时治疗，这应该是黄金治疗时间的最后期限，超出此期限疗效都要大打折扣。另外，患者在 7—15 岁时正开始接受学校教育，此期间由于听力问题开始受到周围的压力也最大，病情一般会加速恶化，这时家长和学校及时的关心和帮助，加上有效的头皮针治疗则能防止病情恶化，进而改善听力。

在患者针刺之前，可让其先做听力测试，治疗一段时间（一般须 3 个月）后再做一次，以检验头皮针的疗效。

4. 在临床中我们发现，头皮针治疗听力损失在 40～60dB 的神经性耳聋效果最好。一般来说，头皮针疗法对非遗传性聋、老年性聋、突发性聋、药物中毒性聋等有一定效果。

5. 预防很重要，也很有效 应用遗传学与生物芯片等现代科学技术，加强孕期、产期妇幼保健，减少新生儿耳聋的发生；广泛开展胎儿、婴幼儿听力测试筛选，力求对听力障碍者进行早期预警与防治；降低环境噪声；减少使用入耳式的耳机频率，降低耳机音量；尽量避免使用耳毒性药物；加强营养和体育锻炼，防止感冒，增加机体对致聋因素的抵抗能力。

我们和林老师一起制订了神经性耳聋的头皮针治疗方案。

神经性耳聋，又称感音性耳聋，是由内耳、听觉神经或大脑听觉中枢等神经传导路径发生病变引起的听力障碍，常伴高音调耳鸣，是一种耳科的常见病、多发病、难治病。本病根据发病原因的不同可分为遗传性聋、老年性聋、药物中毒性聋、噪声性聋、外伤性聋和突发性聋等。其发病年龄、发病率和病情病程各不相同，在所有神经性聋中，老年性聋所占比例最大。据中国残联统计，我国每年因遗传、药物和妊娠等原因新增聋儿 3 万多人，因耳聋致残（听力言语障碍）者约有 2000 万。目前尚无特效药物或手术疗法能使感音神经性聋患者完全恢复听力。

头皮针选穴如下。

患侧感觉区上 1/5，患侧听理解区（原颞 3 针），小脑蚓区的头部。

如能在患侧的感觉区和听理解区用点穴笔探压，找到压痛点以半寸毫针点刺，疗效更佳。

帕 金 森 病

今天收诊了一位帕金森患者曹阿姨，今年73岁，5年前发作双手及头部颤抖，继而下肢颤抖。素有高血压病史，外院脑CT示（－），诊为震颤麻痹。现四肢及头部颤抖，夜寐不安，甚则通宵不眠，自觉行走时双脚后跟不着地。从未服用美多巴。林老师让她在我们面前走走看，她来回走了一圈，步态正常。

"除了常见的双手、头部震颤外，很多帕金森患者迈步很困难，站着晃晃悠悠，就是迈不出第一步。好不容易迈出第一步吧，走路又像赶火车，急匆匆地刹不住脚步，这就是典型的帕金森步态。这个患者步态正常。"林老师一边观察，一边说，"还有就是帕金森患者的面部表情，比如面部表情肌活动会大为减少，不苟言笑，经常双眼凝视，不眨眼、不睁眼，貌似是带了一张面具一样。这个患者表情也正常，没有面具脸。"

林老师治疗取穴：神庭、前顶透百会、智力情感区、感觉区上1/5、小脑蚓区和小脑半球区，并在运动区及运动前区找双腿和双手震颤的压痛点并针刺。针后曹阿姨马上手不抖了，右腿较左腿抖动明显少了，自觉行走时双脚后跟落在地上。

患者第2次来后告诉我们，针后睡眠非常好，但是因心情欠佳，手仍有些抖。第3次来时说生活逐渐有规律，震颤减轻，走路稳，自觉脚踏实地，好得较快。第3次针后手不是一直抖了，但生气时四肢颤抖。睡眠已好。

林老师告诉我们她的经验。

1. 我们认为，帕金森病尽早进行头皮针治疗，可以延缓甚至中止病情的发展。临床上发现在早期治疗的患者比在晚期治疗的预后要好。而且，若服用美多巴，随着病程的增长，服药量须逐渐增加，否则不能控制病情；而长期服药后患者大脑功能被抑制，反应迟钝，不良反应较大。对于服用西药的患者来说，进行头皮针治疗一方面可以控制病情的发展，另一方面还可以减轻药物的不良反应，延长药物的作用时间，或者减少药物的用量。

2. 在生活中，养成健康的生活作息习惯，保持开朗的心情对本病的治疗十分重要。患者应以乐观向上的心态积极配合治疗，加强身体锻炼，尽量提高生活品质。在饮食方面，注意多喝水，多吃谷物、蔬菜、瓜果、奶类、豆制品，尽量少吃肉类，不吃肥肉和动物内脏。

我们一起总结了帕金森病的头皮针治疗方案

帕金森病，又称"震颤麻痹"，是一种常见于中老年人的突发的、进展缓慢的中枢神经系统疾病，是大脑的部分功能障碍引起的一种综合征。其特征是动作的缓慢与缺失，肌肉僵直，静止性震颤和姿势不稳。帕金森病的病变部位在人脑的中脑，该处的黑质神经元合成一种叫作"多巴胺"的神经递质，其神经纤维投射到大脑的其他一些区域，如纹状体，对大脑的运动功能进行调控。当这些黑质神经元变性死亡至80%以上时，大脑内的神经递质多巴胺便减少到不能维持调节神经系统的正常功能，便出现帕金森病的症状。该病多在 60 岁以后发病，是老年人中第四位最常见的神经变性疾病。来自世界帕金森病协会的统计数字显示，全球帕金森病患者超过 400 万人，其中我国有 170 万患者。55 岁以上的人群患病率达 1%，75 岁以上人群的患病率超过 2.5%。帕金森病本身不是一种致命的疾病，一般不影响寿命。至今为止对本病均系对症药物治疗，尚无根治方法可以使神经细胞变性恢复。药物治疗使用的左旋多巴是多巴胺的代谢前体，可以通过血-脑屏障，进入基底节后经脱羧而成多巴胺，起着补充多巴胺神经递质缺乏的作用。随着治疗方法和水平的不断创新和提高，越来越多的患者能终身维持高水平的运动功能和生活质量。当然，如果患者没有得到及时和合理的治疗，很容易导致身体功能下降，甚至生活不能自理，最后出现各种并发症，如肺炎、泌尿系感染等。

头皮针选穴如下。

本病主要表现在肢体的运动障碍方面，故头皮针治疗主穴应选双侧运动区及运动前区、小脑蚓区、双侧小脑半球区。若有具体发病的部位，则在对侧运动区及运动前区相应的区域内探压找到压痛点直刺。

如有写字过小症或一侧手抖则在对侧运动区及运动前区中 2/5 区域找压痛点直刺。

如双腿僵直或震颤、出现慌张步态则加双侧运动区及运动前区的上 1/5。

如果患侧肢体有肌肉酸痛等异常感觉，则加对侧感觉区及感觉后区相应的区域。

若语言减少，声音低沉单调，则加左侧运动前区下 2/5、感觉后区下 2/5。

如果患者易紧张或有失眠现象，加智力情感区。

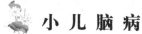

小 儿 脑 病

今天跟师的时候，来了一个还被家人抱在怀里的小患者。他姓刘，才刚刚 12 个月，这是我跟林老师学习以来碰到的最小的一个患者。他个子小小的，软软的，被妈妈抱在怀里，左眼有些斜视，对外界反应较慢。他这个家庭的第一个孩子，是足月顺产，但是生产时羊水Ⅲ度混浊，产后 3 天出现抽筋，面唇青紫，呼吸异常，拒奶。脑 CT 诊断为"新生儿颅内出血"，经抢救缓解，住院治疗一月后出院。8 个月会坐，现患儿不会抬头，不会翻身，不能站立，视力差，据他家人说他的双眼只能看到 20cm 内的物体，不会说话，分不清爸爸、妈妈。带来的 CT 报告示：脑沟、裂明显增宽，脑容量不足。脑电图示：右枕部有癫痫活动区。

按照林老师的要求，我量了患儿的头围，只有 43cm；进行查体后发现孩子的双拇指内收，头不能抬起，腰不能挺直，不能独自站立，双下肢肌张力增高，不能迈步。根据这些症状，可以诊断为脑瘫（脑发育障碍）。

林老师认为这个孩子病情较重，经过仔细研究后，她决定给这个孩子分两组取穴，交替针刺。以神庭、前顶透百会、小脑蚓区 4 针、双小脑半球区各 2 针为主穴，每次必刺；另外，配穴有两组：第一组为双视区、双视联络区、双运动区上 1/5、双足运感区，第二组为感觉区上 1/5、左情感智力区 3 针、左听理解区 2 针、声记忆区、左运动区下 2/5，这两组交替针刺，10 次为一个疗程。

林老师说主穴起到促进其运动与语言发育、加强大小脑联系沟通的功能，第一组配穴以治疗运动及视力为主，第二组配穴以提高智力和语言功能为主。这个孩子病情较重，身体又比较弱，如果两组穴区同时针刺，取穴太多，一来恐怕孩子吃不消，二来治疗时主次不分可能会影响疗效。

看了治疗方案，听了林老师确定这个方案的原因，我心里暗暗佩服林老师考虑周全，也对这个孩子的治疗效果充满了期待。

第 1 次的治疗在孩子的哭闹和家长的不忍中结束，林老师关照孩子家长要坚持治疗，千万不要半途而废。

疗效观察：

第 1 个具疗程后，患儿精神好，较以往活泼，头围增加 0.5cm（43.5cm），视力稍提高，左眼斜视明显减轻；腰能挺直，扶凳能站，并能迈步，双拇指能向手背翘。

第 2 个疗程后，头围又增加 0.5cm（44cm），视力明显改善，能看到 1m 远的物体；出现对指活动，能主动用手抓食物吃；睡觉中能主动翻身，扶着能站立，双腿能上抬。

第 3 个疗程后，对外界反应灵敏，对别人简单的话能理解；双腿抬得更高，扶着迈步上楼梯。

第 4 个疗程后，能分清爸爸、妈妈，并能有意识地喊出，会说"拿"字。

第 5 个疗程后，能主动从卧位坐起，视力改善更明显，能看到 9m 远的物体。叫"妈妈"口齿清楚，思维能力明显改善，会做再见动作，能独自站立片刻。

第 6 个疗程后，头围又增加 1cm（45cm），能用手指表示自己 2 岁，会表示"谢谢"。在软床上能独自站起，扶一只手即能正常行走。

患儿用头皮针治疗 9 个月后，头围共增加 1.5cm（正常 1 年增加 1cm），说明脑容量明显增加，故智力明显提高，视力、四肢活动均接近正常。脑电图示：癫痫波消失。目前语言发育仍落后，故仍在继续治疗中。该患儿属于综合性脑发育障碍，并伴有癫痫，按以往传统针灸治疗较难见效，现因加刺小脑新区，既可以协调肌张力，又能改善视力，故疗效理想。

林老师告诉我们，小儿脑病是她一生中治得最多的一个病。她的经验有以下几条。

1. 缺氧与出血，在小儿脑病发病因素中占重要地位。脑组织对缺氧特别敏感，脑的一定区域对缺氧更为敏感；缺氧能增加血管内皮的渗透性和脆性，从而促成脑血管的损害，形成出血。出血是脑损伤的直接或间接结果，也可由于血液病、血压的急剧变化和血管痉挛所诱发。大脑的缺氧与出血可形成不同程度的大脑皮质萎缩、脑回变窄、脑沟增宽等病理改变，产生脑性瘫痪。病变波及脑叶一部分或半球，可为双侧，但多不对称。皮质下白质疏松，产生囊样变性，甚至形成囊腔。神经细胞数减少，神经胶质细胞增生。锥体束呈现弥散的变性。

2. 早发现，早治疗。由于小儿不具备语言表达能力，脑瘫的诊断一方面要依靠家长生活中的细心观察，临床上要多多指导家长如何进行症状观察，另一方面要重视婴幼儿的定期体格检查，不要因为孩子还小，对某些检查结果不以为然，认为长大了就会好，这样才能做到早发现，早治疗。脑瘫症状开始于婴幼儿时期，主要表现为中枢性瘫痪，常伴有各种异常动作，如手足徐动、舞蹈状动作、肌阵挛等，个别患者有运动失调。可能在出生后数日内即出现脑症状，不久即消失，表现正常。以后出现抬头和坐立困难时才被家长发现。患儿的肢体动作不多，特别是下肢更为明显。在被动运动时，因肌张力增强，肢体难于移动。重症患儿一般智力较差，肌肉强直，角弓反张，可伴有语言障碍、视觉或听觉功能障碍、注意力不集中及动作过多等症状。一般来说，患儿年龄越小，头皮针疗效越好，甚至 10 岁以上的儿童仍有效。

3. 本病的治疗，因小儿怕痛，自制能力又较差，不能配合医师的治疗，故需要请家长协助固定患儿的头部。在治疗时，我们强调动作要快而准，即取穴和进针要又准又快，这样既能取得较好的疗效，又能减少患儿的痛苦。

4. 因神经的生长和修复是一个长期而缓慢的过程，因此疗效是长期治疗累积而来，一定要嘱咐患儿家长积极配合，坚持长期治疗。而且经过一段时间的治疗后，头颅凹陷部位会逐渐隆起，患儿的病情也会逐渐好转。

5. 在治疗的同时，我们特别强调患儿要带针锻炼或爬行，以及带针进行脚底按摩。因为带针进行锻炼可以加强患部脑血流供应，从而增加脑细胞的血氧供应，加速脑细胞的生长、发育。特别是爬行（不论带针与否），若能坚持每天上午、下午各半小时，可以刺激受损的运动神经，使其功能得到一定的恢复。

6. 18 个月以内的患儿治疗前，要注意其前后囟门的闭合情况，囟门未闭者要避开囟门针灸，以免出现针灸意外。

7. 小儿脑炎后遗症、脑部外伤、窒息等引起的脑部损伤，都可以参照小儿脑瘫治疗。

我们和林老师一起总结了小儿脑病的头皮针治疗方案。

小儿脑病是一个综合性名称，包括多种原因引起的脑损伤所致的非进行性中枢性运动功能障碍为主的综合征，为儿科神经与遗传门诊的常见病。出生后或婴幼儿时期发病，主要表现为肢体痉挛性瘫痪，重症患儿还有智力不足，不随意运动及视、听或语言功能异常，且有抽搐发作与感觉障碍。近年来，由于积极开展了围生期保健工作，对新生儿监测与护理日益加强，发病率有所降低，我国发病率为 1.8‰～4‰。本病是儿童期常见的致残原因之一，因临床表现的轻重不同而预后不同，而本病的早期发现与治疗也可影响本病的预后。

头皮针选穴如下。

治疗本病，首先要确定脑部的病变部位，可以根据症状来判断病变部位，也可以根据患儿的脑 CT 或 MRI 来诊断；其次，根据脑部病变部位及其在病理上相关的部位，来选取相应的穴区。

因本病是以运动功能障碍为主，根据患儿的肢体运动障碍部位，选取对侧的运动区上 3/5、足运感区、运动前区、脑干区、小脑蚓区和同侧的小脑半球区为主选穴区。

如果患儿伴语言障碍和智力障碍，加左侧言语 1 区、2 区、3 区和双侧感觉区上 1/5、情感智力区、听理解区；伴听力障碍，加双侧听理解区；伴视觉障碍，加视区、视联络区。

通过长期的临床观察，我们发现：几乎每个患儿的头颅表面都有凹陷，且大部分凹陷部位与其脑部病变部位或脑发育不完全的部位相对应，所以我们还可以根据患儿颅表凹陷特别明显的部位，来选取穴区。

若患儿的运动障碍经过一段时间治疗进步不大，或角弓反张者，则在原有头皮针治疗的基础上，上肢运动障碍可在对侧第 4 颈椎至第 1 胸椎棘突旁开 1cm 范围，以 1 寸针与皮肤呈 15°针尖向下，破皮后沿皮肤平刺 1～2 针；下肢运动障碍在对侧第 10～12 胸椎棘突旁开 1cm 范围，以 1 寸针与皮肤呈 15°针尖向下，破皮后沿皮肤平刺 1～2 针。各针以胶布固定针柄，保留 2 小时。

在临床治疗中，因小儿头部相对较小，配合度较低，为减轻患儿痛苦，取穴宜在 20 针以内。若患儿病情较重，取穴太多，可将穴区分为两组（一般治疗运动障碍的穴区为一组，治疗其他症状的穴区为一组），两组穴区交替治疗。较大患儿可配合头部穴区探压点刺。

 # 多发性抽动症

今天上午门诊来了个新患者，是个 11 岁的小男孩陆某，我发现他在候诊的时候头不时一点一点的，不知道是怎么回事儿。等到他就诊时，家长告诉我们，这个孩子头部振动伴下肢抽动已经有一个月了。

一个月前不明原因引起头部呈点头状，而且夜里睡觉不安稳，下肢频频抽动。这个病有点奇怪，不知是什么病？我心里暗暗嘀咕。

"那这个孩子喉咙里有没有什么不舒服，会不会发出些怪声音？"林老师听了这个孩子的病情后，问了这么一句。

"是的，我儿子喉咙里总像有痰一样，总是嗯嗯哼哼地发出一些不舒服的声音，而且鼻子好像也总是塞着。"家长回道，"您不说，我还没注意到呢，这是不是咽炎呀？"

"你这孩子患的是多发性抽动症。"林老师说。她又转过身对我说："另外有个名字叫作抽动-秽语综合征，临床表现主要是抽动。这种病抽动的特点是快速、多组肌肉同时出现。比如：面部肌肉抽动，可能表现为眨眼、斜眼、扬眉、皱眉、咧嘴缩鼻、做怪相等；头颈部的肌肉抽动则为点头、摇头、扭头、挺脖子、耸肩等；躯干部的肌肉抽动则为挺胸、扭腰、腹肌抽动；上肢抽动则可表现为搓手指、握拳、甩手、举臂、扭臂；下肢抽动一般表现为抖腿、踢腿、踮脚甚至步态异常。这个病还有一个主要的特征就是喉部肌肉抽动和异常发音，如干咳声、吼叫声、吭吭声，或随地吐唾沫，或发音时重音不当，或有时不自主骂人等，这就是抽动-秽语综合征的命名原因。当然以上症状不是每个患者都会出现，可能是只出现一两组症状。或者以上各组症状同时出现，或者有些人是先有一组症状，一段时间后换一组或加一组症状。抽动发作时孩子的意识清楚，用意识可以短暂控制，入睡后抽动会消失，情绪紧张时可能加重。除了抽动和异常发声以外，一般患这种病的孩子还常见注意力不集中、性格怪异、情绪激动、睡眠不安、学习成绩下降等症状，严重的还会有攻击行为、自残举动、赤身裸体等复杂表现。"

"还有这种病呀！那林医生，这病能治好吗？"在一旁的家长听后心急地问。

林老师说："我治过一些这样的孩子，疗效还不错，不过你们家长也要大力配合才行。这个病呀，如果治疗不及时，等孩子发育了以后就不能断根了，所以要抓紧时间治疗噢！"

在家长一连串的应喏声中，林老师开始治疗了。取穴：前顶透百会，神庭，双运动区上 1/5、下 2/5，小脑新区。另耳穴压丸，穴取双侧腿、双侧颈。留针 1 小时。

疗效观察：

二诊针后刻下出现耸肩数下。

三诊双下肢抽动渐少，头部已不振动，但耸肩次数增多。

五诊耸肩次数亦减。

七诊后睡眠质量提高。

九诊后已基本双肩不耸，双下肢也不抽动。

看到如此神奇的效果，我们禁不住向林老师请教。林老师告诉我们她的治疗经验。

1. 本病的发病有一个从轻到重，由单一症状到复杂症状的演变过程。发病初期，症状单一而轻微，一般仅有眨眼，或仅有轻微的点头、皱眉、缩鼻，或仅有轻微的清嗓声，这些是最常见的早期症状。病程越短、病情越轻，就越容易治愈；反之，就需要更长的时间加以治疗。可见，尽早治疗是关键。

2. 本病的病程长，易于反复，所以治疗期间家长要克服急于求成的心理，积极配合医师，及时观察患儿变化，贵在坚持。

3. 在针灸治疗的同时，还应重视改善家庭气氛，给孩子关爱和温暖，多加以表扬、鼓励，消除紧张、惊吓、压抑、自卑等心理伤害，平时少看电视，不玩游戏机，不看恐怖影视剧。尽量让患儿避免情绪波动，保持心情舒畅，这是尽快治愈不可缺少的条件。

我们和林老师一起总结了多发性抽动症的头皮针治疗方案。

多发性抽动症，又称抽动-秽语综合征，是以面部、四肢、躯干部肌肉不自主抽动伴喉部异常发音及猥秽语言为特征的综合症候群。感冒、精神紧张可诱发和加重症状，日久则影响记忆力，使学习落后。本病病程长、症状多变，且常受外界因素、家庭环境影响较明显，其症状时轻时重，反复发作，少数至青春期自行缓解，大部分渐加重，影响正常生活和学习。据统计，这种疾病多发于5—12岁的儿童，患病率为万分之四。近年来由于各种社会因素的影响，我国儿童的患病率正呈明显上升趋势，5—7岁发病者最为常见，14—16岁仍有发作，男孩女孩比例为（3～4）：1。据临床观察，女孩发病比男孩早，治疗见效较男孩慢。如治疗不及时可延至成人。

头皮针选穴如下。

本病的主穴可选感觉区上1/5和小脑蚓区的头部，并根据患者主要的抽动部位而加上相应的穴区。

以面部抽动为主者应取对侧运动区下2/5的偏下部，以颈部肌肉抽动为主者应取对侧运动区下2/5的偏上部，下肢抽动为主的应取对侧运动区上1/5内侧，躯干部抽动为主的应取对侧运动区上1/5外侧，上肢抽动为主的或精细动作较差的应取对侧运动区上2/5。

若伴有注意力不集中可加情感智力区右外侧前部、双侧听区上部、忧虑区。

情绪激动、睡眠差者可加情感智力区、忧虑区。

治疗时若患儿配合，点刺法治疗局部抽动的症状，疗效更好。

辅助治疗如下。

1. **耳穴压丸**　穴取心、脑、神门、肝、肾，另外，根据抽动部位加患侧眼、口、面颊、颈、臂、手等处的穴位。

2. **家长在家里可配合点穴按摩法**　取穴百会、内关（双）、神门（双）、风池（双）、太阳（双）、曲池（双），每日按摩一次，每次需0.5～1小时完成。

3. **敷脐治疗法**　取天麻、钩藤、地龙、胆南星各15g，防风20g，珍珠粉10g，人指甲少许。将上药共烘干，研末，装瓶备用。每用时将患儿肚脐用温开水洗净或75%乙醇消毒后，取药末填满肚脐，用胶布固定，三天换一次。

（王海丽）

笔记十五　传承发展　续写新篇章

2011 年 3 月，林老师因病医治无效以 90 岁高龄与我们永别。我们为失去这样一位在学术上探求不止、在教育上毫不保守的导师异常悲伤，也为广大患者特别是小儿患者失去这样一位医德高尚、医术精湛的医师深感痛惜。在她老人家病重期间，我和吴九伟医师一起多次看望她老人家，在病榻前，我们一再向她郑重承诺：一定要把林氏头皮针传承下去，发扬光大。

这些年来，我和吴九伟医师分别开设了以林氏头皮针为主要特色的专家门诊，并多次主办林氏头皮针讲座，推广林氏头皮针。

 总结研究自闭症治疗

我刚开设专家门诊时，治疗的病种比较杂，主要是以跟随林老师临证时接触的病种为主。这时候，我的门诊陆续来了几位自闭症的患儿，同时又接触到报纸上有关自闭症患儿及家庭的报道。我查阅了一下有关文献，自闭症又称孤独症，是一种严重的婴幼儿期全面发育障碍，是以严重孤独、缺乏情感反应、明显的社会交往障碍、语言发育障碍、刻板重复动作和对环境奇特的反应为特征的精神疾病。其通常发生于 3 岁之前，一般在 3 岁以前就会表现出来，从婴儿期开始出现，一直延续到终身，是一种严重情绪错乱的疾病。孤独症无种族、社会、宗教之分，与家庭收入、生活方式、教育程度无关。本症多见于男孩，男女比例为（2.6～5.7）：1。据欧美各国统计，每 1 万名儿童中有 2～13 例。目前，估计在我国约有 50 万左右孤独症患儿，患病率达到万分之五，并有上升趋势。由于本症预后大多不良，其预后与智力水平有关，智力障碍严重者预后差，往往残留行为障碍，以致适应困难，不能独立生活。仅少数人成年后，能适应社会生活。然而，迄今为止，现代医学尚无治疗本病的特殊疗法，目前要想根治该病还是一个世界难题。这个病不仅影响患儿一生，而且给家庭和社会带来沉重的负担。所以 2007 年 12 月联合国大会通过决议，从 2008 年起，将每年的 4 月 2 日定为"世界自闭症日"，以提高人们对自闭症和相关研究与诊断，以及自闭症患者的关注。

我不由想起了多年前的一例患儿。那是刚过完农历春节，还没到元宵节，林老师就开始门诊了，以往最多的就是小患者（不是脑瘫就是自闭症），可没过完年，患者还真不多。新来了一个 5 岁的小女孩，姓庄，已经确诊是自闭症。她妈妈说这是他们夫妇的第一个孩子，怀孕的时候她的身体很好的，孩子也是足月顺产的，体重 3.35kg，也还正常，就是出生后哭声比较轻。这孩子一直她自己带着，母乳喂养。13 个月会走，不会说话；18 个月时发现叫她名字她不理不看，开始还以为是听力异常，但经检查听力正常。这孩子从小就不合群，不喜欢与小朋友一起玩，但对塑料瓶状物有兴趣。如果她有什么要求，会抬大人手去做。现在除了她妈妈叫她名字，她还有反应外，其他人叫她均不理睬。平时脾气大，任性，不满足时大声尖叫，但无语言。她动作协调性差，不能完成简单的生活自理，也没有危险意识。曾做 EEG（－），听力检查：双耳均 40 分贝。他们夫妻俩带着孩子四处求医，两年前在北京大学第六医院神经卫生研究所诊断为自闭症，北京大学深圳医院 ECT 检查示：①双侧额前（左侧为著）、左 Broca 区局灶性血流灌注和功能异常。基底节血流灌注和功能不匹配。②提示 HIE（缺氧缺血性脑病）后遗症所见。北京大学第六医院心理测验报告示：存在明显孤独症状。去年上海儿童医学中心诊断：发育迟缓；长征医院诊断为自闭症。

林老师给患儿检查时发现她神清，不泛视，多动。但叫她不理不睬，无目光对视，自己手拿一瓶矿泉水玩，拿走矿泉水就发出大声尖叫，对玩具兴趣不大。

林老师问完病史后，就为患儿进行头皮针治疗，取穴：前顶透百会、神庭、情感智力区、左运动区下 2/5、双侧听理解区、左语言形成区、忧虑区、小脑新区，最后在情感智力区的右侧还加了 1 针。

我见后忙问："林老师，您为什么要扎双侧听理解区，并且还在情感智力区右侧那边加 1 针呢？"

"这个孩子有明显的多动症状，根据英国 RITA CARTER 教授的观察，多动症患儿脑部扫描有 3 个区域活动明显减少：一是大脑右半球前额皮质的额下回活动明显减少，这个区域控制冲动和计划动作；二是听觉皮质偏上区域活动减少，该区能综合处理来自不同感官的刺激；三是大脑左半球前扣带回皮质活动减少，这个区域能控制注意力和计划动作。"林老师说，"所以我给她扎了双听理解区，并在右侧额下回前部加了 1 针，由于扣带回皮质位置比较深，不容易刺激到，就没办法了。"林老师说完，无奈地摊了摊手。

这时我发现，这孩子针前本来多动，不安静，乱蹦乱跳，扎好针后没多久，就稍微安静些了，而且这种状态一直持续到拔针。

疗效观察如下。

二诊时针前仍显安静，注视较前好，能叫人。扎针过程尚可。针后可以安静地在一旁吃食物，玩玩具；会注视，肯叫人，并学说话，走时可以说"BYE-BYE"；下楼时，能双脚交替走楼梯。

三诊针后注意力能集中些，与她说话能看人，教她说话肯学一点，但发音不清，尚不理解别人讲话的意思；有一点喜欢玩具，并会去看别人玩。

四诊愿意走平衡木，上楼能走交叉步，理解力有提高，稍懂事，但大小便时反而不做表示，也不能自控地拉在身上。治疗加双盆腔区、双感觉区上 1/5。

五诊时家人说昨日突然大声叫"爸爸"，声音响亮而清晰，发音好，表情紧张。大便恢复正常，自己会脱裤子（此前连续 4 天大便排在裤子上）。教她说话容易一些，叫人时比较平和。针后即能安静地坐下来玩、吃，愿意扎针。

六诊理解有进步，听指令好一些。

这一病例给我留下了深刻的印象。我决定将此作为我门诊临床治疗的主攻病种。通过多年的积累，我总结了应用林氏头皮针治疗儿童自闭症 11 例的经验，现介绍如下。

一、临床资料

2004 年 2 月至今收治的 11 例患儿中，男 8 例，女 3 例；就诊年龄最小 3 岁，最大 11 岁。病程最长 8 年，最短半年；诊次最多 116 次，最少 6 次。患儿普遍存在智力水平较差，有语言障碍，不愿与人做语言或行为交流，有刻板行为等自闭症常见症状。另外，有的患儿还伴有多动、睡眠欠安、运动障碍和大小便不能自控、不知饥饱等症状。

二、诊断标准

依据美国 DSM-4 自闭症诊断标准（《美国精神疾病诊断和统计手册第 4 版》）。

1. 婴幼儿自闭症 包括（1）、（2）、（3）总数 6 项以上，至少有 2 项是（1），而（2）、（3）至少各 1 项。

（1）社会交往有质的缺损，表现为至少下列之二：

①非言语性交流行为的应用有显著缺损（例如眼神交流、脸面表情、躯体姿态、社交手势等方面）；②与相似年龄儿童缺乏应有的同伴样关系；③缺乏自发地寻求与分享乐趣或成绩的机会（例如不会显示、携带或指出感兴趣的物品或对象）；④缺乏社交或感情的互动关系。

（2）言语交流有质的缺损，表现为至少下列之一：

①口语发育延迟或缺如（并不伴有以其他交流方式来代替或补偿的企图，例如手势或姿态）；②虽有足够的言语能力，而不能与他人开始或维持一段交谈；③刻板地重复一些言语或奇怪的言语；④缺乏各种自发的儿童假扮游戏或社交性游戏活动。

（3）重复刻板的有限的行为、兴趣和活动，表现为至少下列之一：

①沉湎于某一种或几种刻板的有限的兴趣，而其注意力集中的程度却异乎寻常；②固执于某些特殊的没有实际价值的常规行为或仪式动作；③刻板重复的装相行为（例如手或手指扑动或扭转，或复杂的全身动作）；④持久地沉湎于物体的部件。

2. 功能异常或延迟，表现在至少下列之一，而且出现在 3 岁之前 ①社会交往；②社交语言的应用；③象征性或想象性游戏。

三、治疗方法

头皮针选穴如下。

自闭症主要由于脑功能受损，受损部位主要集中在额叶、Broca 区、颞叶和基底节、小脑等处，故主穴为智力情感区、双感觉区上 1/5、双听理解区、小脑蚓区。

有语言发声障碍则选神庭、左侧运动区及运动前区下 2/5 下部、双侧小脑半球区；语言理解障碍则加左侧语言形成区和声记忆区。

我们认为自闭症主要由于患儿脑功能受损或未发育，该部位主要集中在额叶、布洛卡区、颞叶和基底节、小脑等处，主穴为神庭、前顶透百会、智力情感区（原额五针）、双感觉区上 1/5、双听理解区（原颞三针）、小脑蚓区。

有语言发声障碍则选左侧运动区及运动前区下 2/5 下部、双侧小脑半球区；语言理解障碍则加左侧感觉后区下 2/5 和声记忆区；视觉识别障碍则加视区和双视联络区。

如果患儿情绪焦虑加忧虑区；注意力不集中加右侧智力情感区外侧前部；大小便不能控制加双侧腹腔区、双足运感区后部；双手精细动作较差加双侧运动区及运动前区的中 2/5；双腿动作欠协调加双侧运动区和运动前区上 1/5、附加运动区。

若患儿在治疗前做 ECT 检查，则取穴可更精确。另外，我们还可以根据患儿颅表凹陷特别明显的部位，来选取部分穴区。

每次治疗留针 1～2 小时，每周 1～2 次。

四、治疗效果

各种症状的改善，因为与患儿存在交流困难，所以我们以患儿家长、老师观察到的明显改善结果为主。

经治疗观察：所有患儿的语言功能改善大多在治疗 21 次以内（8 人），平均显效在 24.8 诊次；与他人交流能力的增强大多在治疗 17 次以内（7 人），平均在 24.5 诊次；智力水平的提高大多在治疗 30 次以内（6 人），平均诊次为 32.5 次。

在这 11 名患儿中：有 7 名伴大小便不能自控，经 5～46 次治疗恢复正常，平均 23.7 次；其中有 6 名患儿伴睡眠欠安，经治疗 3～8 次皆恢复正常，平均 4.6 次；其中有 9 名患儿伴随大、小运动欠佳，经治疗仅 1 名患儿疗效不明显，其余 8 名经 4～80 次治疗后大、小运动都有显著提高，平均 43.6 次。

自闭症患儿因每人症状表现不一样，病情的轻重程度不一样，疗效也不尽相同。一般来说，整体情况较好的患儿（症状相对较轻，或仅集中于某一两种症状者），治疗时间相对较短，见效较快。但综合来看，林氏头皮针对自闭症患儿的整体智力提高、语言能力改善和交流能力的加强有着确切的疗效，而且可以改善患儿睡眠和运动障碍。特别值得一提的是对患儿大小便的自控能力的改善，疗效较为显著，得到了患儿家长的一致肯定。

五、治疗体会

首先，我们认为儿童自闭症应尽早发现、尽早干预、尽早治疗。从治疗的角度出发，有些早期治疗不一定非要等到诊断明确才能进行，而应在初查结果显示出自闭症症状后马上开始。一般来说，人的大脑在其发育的早期具有较大的可塑性，通过头皮针治疗后更易修复，而且对来自外界的影响包括行为疗法的干预反应较好。只有早发现、早干预、早治疗，才能帮他们缩短与正常社会的差距，让他们早日融入社会，也可以减少其不适应、破坏性行为的出现，并使其潜能得以充分发挥。如果失去了最佳的干预、治疗时机，患儿长大后生活完全无法自理，终生需要养护，给他们的家庭及社会带来极大的精神及经济负担。

其次，在治疗上，我们认为行为疗法和特殊教育训练对脑部患处是有一定的刺激，但因这刺激太过微弱，需长期、反复、大量的训练才能达到治疗作用；而头皮针对脑部的刺激则直接、强烈而且持久得多，故经过头皮针治疗，半年内患儿的各种症状都比行为疗法和特殊教育训练恢复快得多。当然，如果在头皮针治疗的同时，进行行为矫正和特殊教育训练，对脑部患处交替进行短时间的强刺激和长时间的弱刺激，更有利于脑部神经元的生长和修复，疗效会更好。具体操作上，在神庭穴运针时，最好能让患儿配合发出拉长的"啊——"声，以训练其控制气流在喉、舌、颊、唇等发声器官中的出入，达到总体协调配合之目的。随着发"啊——"声的熟练，可逐渐训练患儿发其他简单的音。留针期间若根据患儿的具体情况，针对同一个症状在一段时间内（一般为3个月）配合其他训练和治疗，疗效更佳。

最后，我们发现患儿家属积极耐心配合，坚持长期治疗非常重要。因为自闭症是一种大脑功能损伤或未发育的疾病，而神经的生长和修复是一个长期而缓慢的过程，疗效是靠长期治疗累积而来，所以坚持长期治疗是非常必要也非常重要的。头皮针是一种简单、低成本而又无不良反应的治疗方法，只要患儿家属能够长期坚持，配合治疗，就一定能看到疗效。同时，只有在家属的配合下才能全面了解患儿的所有情况，医师才能做出一个正确的判断。医师在门诊中观察到的是远远不够的，也不一定是确切的。因为自闭症患儿只与自己非常亲近的人（一般来说是妈妈）进行一些简单的交流，而最了解患儿基本情况的也只有这个人。特别是有的患儿病情较重，各种症状都有，不能每种症状都下针，这时就特别需要与患儿家属协商，根据轻重缓急制订诊疗方案，分阶段进行不同的治疗。这样既分清了重点，避免眉毛胡子一把抓，又减少了患儿的恐惧与痛苦。

还有一点也十分重要。作为患儿家长不能完全依赖医疗单位或特殊教育机构，也需要掌握一定的行为疗法和特殊教育训练方法，掌握自闭症的疾病发展规律。在平时生活中：家长要与患儿多玩耍，要经常融"治"于玩，融"教"于玩；要改变养育方式，付出极大的耐心，多接近，多关心患儿，给小孩以温暖；患儿的家庭成员也要注意克服焦虑、自责、急躁情绪，方能对患儿的治疗产生良好的效果。特别在针灸期间，如果家属能对患儿进行行为矫正和特殊教育训练，对脑部患处交替进行短时间的强刺激和长时间的弱刺激，更有利于脑部神经元的生长、发育和修复，疗效会更好。若根据患儿的具体情况，在一段时间内针对同一个症状确定头皮针治疗方案并配合大量相应的训练，则针对性更强，让受损的脑细胞得到不断的强化刺激，功能恢复也将更快。

 ## 总结研究失眠症治疗

下面，我想再介绍一下我的同门师兄吴九伟医师在传承林老师的经验上，治疗失眠症的一些工作。当时，为了博采众长，他还同时向上海市中医医院的国内知名的老中医王翘楚教授学习。当时，由王老创立的上海市失眠症医疗协作中心（即上海市中医医院中医睡眠疾病研究所前身）已有好几年了，由于失眠症中医特色专科业务和科研发展的需求，吴医师以网络协作单位的身份参加了失眠症医疗协作中心失眠专科的门诊工作。中医药治疗睡眠疾病有着西医无法比拟的优势，从这几年的实践中已经看到了中药治疗失眠症的优势。按照王老的设想，是否可以从针灸的角度来验证由他提出的"从肝论治失眠症"的学术思想。于是，我便开始涉足了针灸治疗内科疾病的领域。

说实话，在此之前，对于用针灸方法治疗失眠症，他心里没底。门诊初期，要求针灸治疗失眠症的患者也不多，也不知道疗效究竟如何，心里有点着急。他一方面开始大量翻阅文献资料，汲取前辈名家的方法和经验，并在实践中不断摸索。另一方面，跟王翘楚教授内科临诊抄方学习，成了他的编外学生，王老也毫无保留地倾囊相授。在此过程中，他不仅学习了王老的学术观点、临床特色及用药经验，同时也领略了王老作为全国名中医的大家风范和锲而不舍的科研精神。这种精神也潜移默化地影响着他。在此期间，他完成了《王翘楚教授治疗失眠症常用药对探析》（2005年）的学习论文。此外，还写了《现代中医论治失眠症的临床思路述评》（2002年）、《近五年针灸治疗失眠症概况》（2003年）、《古代针灸治疗失眠症文献回顾》（2004年）等学习笔记。

有了理论上的准备，他便开始了临床实践。要想在失眠专科站住脚跟，必须有中医内科的临床基础，就先从失眠症医疗协作中心制订的临床诊治规范入手，吸收王老的经验，并融会贯通，慢慢变成自己的临床特点。逐步根据患者的需要，或针灸，或中药，或针药结合治疗失眠症。

有一天，诊室来了一位将近60岁的女患者。刚一坐下，她就说："我不想吃中药，你就给我扎针。"吴医师便详细地问起了她的病史。原来，该患者已经失眠20多年了，年轻时，因为工作忙，加上又要操持家务，既劳力又劳心，渐渐地睡眠变差了，但那时候并不在意。20世纪80年代改革开放后，下海经商，做了些小买卖，总是感觉力不从心，睡眠更加差，从此开始四处求医，靠服西药入睡，安眠酮越吃越多，已经每天服 6 粒了。服药后虽然能睡着，但早晨起来时总是头脑昏昏沉沉的，浑身酸痛像被人打过一样。同时，情绪也变得越来越糟，常常会无名发火，怀疑自己生了什么不治之症。后来打听到本市有一个失眠专科门诊，所以就特意赶来试试。接着她又透露，今天已不是第一次来了，原先她曾经在其他医院请中医治疗过，由于服药后胃不适，就放弃了中药治疗。上次来的时候，见是其他内科医师坐诊，害怕服中药又会引起胃不适，所以不敢尝试。了解到我可以用针灸治疗，所以特意今天赶过来。

听完她的病史，他感觉到，该患者对是否能治愈自己的病已渐渐丧失了信心，对针灸治疗也只是将信将疑，抱着试一试的态度，这也许是她最后的希望。见她的神情，虽然语速较快，但精神萎顿，声音不扬。时值初秋，天气尚未转凉，却已着衣较多，畏寒怕冷。就问她，夜里的总睡眠时间是多少。她说，睡眠完全靠安眠药，不吃药就根本睡不着，即使吃药也只能睡 1～2 小时。白天头昏脚软，颈项板滞，心情烦躁，口干苦，健忘等。按中医辨证属虚实夹杂之证，既有阳气不足、肝肾亏虚的一面，又有肝气郁滞、心肝火旺的一面。取穴：百会、四神聪、神庭、瞳子髎、风池、神门、太冲、三阴交，因兼见颈项板滞，故加用颈夹脊。留针 30 分钟，并接通电针治疗仪，频率为 1Hz，强度以肌肉有轻微的跳动感为度，使患者感到舒适。

1 周后复诊，该患者已早早地等在诊室的门口。她兴奋地告诉医师，上次针灸后，在回家的公交车上竟然睡着了，这种情况已经好多年不见了，当天夜晚睡眠也改善许多。但高兴之余，又感到一丝遗憾，即这种改善仅维持了 2 晚，就慢慢恢复原样。复诊针刺之后，睡眠又有所改善。患者因此对针灸的信心大为增加。后来将针刺每周 1 次，增加为每周 2 次，连续治疗了两个月，精神状态也大为好转，各种不适基本消失，西药已停，但总睡眠时间总是在 5 小时左右徘徊。后因情绪波动，失眠有所反复，通过咨询，进行自我情绪调整，也有所改善。

该患者的现身说法，使得失眠专科门诊有许多患者都要求针刺，诊室里一下子变得热闹起来了。然而，实际疗效并非如我所愿，只有一部分患者有效，仍有许多患者带着失望而去。问题出在哪里呢？

2002 年，他和我一起开始跟林学俭教授学习林氏头皮针。发现林氏头皮针的应用范围很广，大凡脑源性疾病都可以用林氏头针来治疗。

由于他一直比较关注失眠症的治疗，因此，在向林老师全面学习林氏头皮针的同时，他尤其注意观察林老师是如何治疗失眠的。然而，很遗憾，来找林老师治疗的几乎都是非常严重的神经损伤的患者，如小儿脑瘫、中风后遗症、脑外伤、面瘫等，而像失眠症这样的"小病"几乎很少见到。他想到，人的睡眠与觉醒是大脑固有功能的一部分，失眠是因为大脑这部分的功能发生了障碍，也属脑源性疾病，也可以用林氏头皮针治疗吧？我们就这个问题向林老师请教，林老师很肯定地回答说："可以啊！"于是她向我们详细介绍了一例她曾经治疗过的病例。

一位19岁的女青年,本来就性格内向,因读书压力比较重,加上失恋,感情上受到了挫折,造成性格更加孤僻,闷闷不乐,也不与人交往。心烦不安,有时还会出现狂躁症状,直至毁坏家具、财物等后方能安静。常常通宵失眠,外院用药物治疗(药名不详),效果也不显著,患者异常痛苦。来到林老师处求医时,林老师就选用了3个穴位给她治疗:额五针、忧虑区和感觉区上1/5。结果,治疗的效果非常好,第1次治疗后就能安然入睡,也没有心情烦躁的表现。治疗10次之后,能与别人交谈,并能出国旅行。

介绍完了病例后,林老师继续讲了为何要取额五针的原因。她说:额五针是负责意识、思维、逻辑活动的选区,虽然额五针属于"静区",既不参与控制运动,也不被感觉刺激所激活,但它参与了运动程序的编制,有整合、协调作用。所以,对于临床上一些药物替代疗法解决不了的疾病,如抑郁症、烦躁、严重的失眠、自闭症、多动症、失语、早期老年痴呆等,选用额五针作为主要选区,配合忧虑区等,均能取得理想疗效。

听完林老师的讲解后,他陷入了沉思。老师今天介绍了这么好的一个方法,觉得一定要在临床上用一用,一方面检验一下自己学习的成果,即使没有学好,也可以及时得到老师的指导。另一方面,做个临床对比观察,看一看头皮针和传统针灸取穴方法,究竟是哪一种方法在临床上更有效。于是就有了《额五针治疗失眠症的临床观察》一文。

观察分为两组,以额五针为主的林氏头皮针为一组,另一组以传统针灸取穴方法,即她平时常用的治疗失眠症方法。

额五针组

取穴:额五针位于前发际后1~2寸处,为一前后径1寸,左右宽5寸的横向带状区域,两边稍后,中间稍前,呈扇形排列,与前发际平行,相当于大脑皮质额前区在头皮上的投影。一般可刺五针,故称为"额五针"。5针的间隔距离基本相等。根据具体情况,再加用忧虑区、感觉区上1/5。

操作:一般取坐位,穴区常规消毒,选用1寸毫针,沿前后正中线,前发际上2寸处快速直刺进针,触及颅骨后,稍退后,将针卧倒,紧贴颅骨向前平刺,为第一针,然后在第一针的左右两侧间隔1寸,约直对瞳孔,平行向前各刺1针,然后再旁开1寸,各刺1针,共刺5针。

传统体针组

取穴:印堂、百会、神门、安眠穴(翳风与翳明的连线中点)。

操作:穴位常规消毒,用1.5寸毫针,头部穴位印堂、百会均沿皮平刺,神门穴直刺0.5寸,安眠穴直刺1.2寸,要求有酸胀等针感。

上述两组均留针30分钟,每周治疗2次,连续治疗2周以上者,纳入统计范围。

观察的结果显示,林氏头皮针总有效率为92.15%,而传统针刺组仅为76.60%,表明林氏头皮针的疗效明显优于传统针刺($P<0.05$),两组间差异有显著意义。

在长期治疗失眠症的过程中发现，针刺治疗失眠症似乎有以下几个特点。

首先，失眠症的诱发因素有许多，有情绪上的变化、性格方面的弱点和伴发的疾病因素等。失眠症的表现形式也多种多样，有起点型的入睡困难，也有终点型的早醒，还有中间型的多醒，或者是浅睡多梦。就两种针刺方法而言，林氏头皮针的适应范围比较广，可适用于各类失眠症，而传统针刺法更宜在辨证分型的基础上做适当的取穴加减。先前用传统体针方法，有时有效，有时无效，可能是治疗简单化，没有仔细辨证分型所致吧。

其次，针灸治疗失眠症，一般起效比较快，但维持时间不长，也就是说，即时效果比较好，但不巩固。相反，中药治疗失眠的起效时间比较慢，如果一旦起效，那么疗效就比较巩固。除非有新的刺激或诱发因素。因此，针刺和中药有互补作用。

另外，患者同时服用西药者，疗效较差。临床上的无效或改善比较慢的病例，皆有服用西药的经历，或正在服西药，这部分患者加用了中药汤剂以后，症状有所缓解。所以，此类患者宜针药结合治疗。两者结合有叠加作用。

再次，运用林氏头皮针治疗失眠症，适应范围固然较广，但在具体操作时仍不可简单化。具体到每位患者，针刺前最好在相应穴区内寻找压痛点，用点穴笔探压，选择有明显痛的穴点针刺，可起到事半功倍的效果。

我们在林老师发现的小脑新区、大脑静区及其他大量头皮针新穴区的基础上，结合她穴位探压的操作技术，不断探求不同脑源性疾病在头皮针的选区取穴上的规律，从而进一步规范和完善林氏头皮针的诊疗方案，终于完成了《林氏头皮针疗法》一书。

在结束本文的时候，我想引用一段林老师的福建同乡，我国著名的针灸学者，原上海市针灸研究所所长，陈汉平教授为《林氏头皮针疗法》所作序言中的一段话："早年毕业于南京中央大学的林老是一名资深的基础医学教授，多年在国内外针灸临床的探索和经验积累，造就她成功转型为"大器晚成"的针灸专家。业内行家深知，此一潇洒"转身"必不轻松，个中之甘苦，正所谓"春江水暖鸭先知"。幸亏，历史是公正的，耐住寂寞者终必修成正果。也全赖中医学文化中有厚道一说，尽管有时这两个字沉重如铅。若不厚道，当年何来针麻和针刺镇痛原理研究诸多的创造。反观那些动辄拿中医说事的"科学卫士"，就颇欠厚道了。而对总想廉价地利用我们的厚道从经络针灸中讨得一盏羹者，这个"山门"再不能盲目敞开了。

出乎某些人意外的是，当林教授轻抚自己迭经医海"冲浪"始捕获的学术果实时却坦陈，林氏头皮针疗法是在焦（顺发）氏系统的基础上，加上自己研创的新穴（静区和小脑新区）而形成的。林老实事求是的治学态度，同海派中医不拘一格、兼收并蓄、立足于探索、着眼于发展的理念，一脉相承。这种学者式的诚实，对于那种学术抄袭丑行，不啻是一种无言的呵斥。在年届耄耋的林先生面前，良知未泯的造假者，是没有理由不汗颜的。从来，精深学问与严谨治学，恰如互根的阴阳，是须臾不得离决的。"

"海派中医——海派文化在中医药界的缩影，乃开埠尤其是近代以来，在五方杂处的上海滩，经人文杂交而出现的。林先生头皮针学术的酝酿、形成，我理解也是践行海派中医理念的结果。

中医学博大精深，有海一样的胸怀，在发展过程中，吸收了天文、时间、地理、气象等与生命活动有关的许多知识，在现今全球化、国家现代化建设的环境中，中医针灸学一如往昔欢迎一切像林先生那样热爱中医，信仰中医学文化传统的人士，参与其理论和治疗体系的建设，不论肤色，更勿论学术出身或背景和入"山门"之早晚。"

上面这段话说得既中肯，又意味深长。

林学俭老师虽然已经与世长辞了，但她的学术成果和探索精神将永世长存。

（王海丽　吴九伟）